Stimmbildung

auf stimm- und sprachphysiologischer Grundlage

Von

Jörgen Forchhammer

Stimmbildner und Gesanglehrer,
Lehrbeauftragter für Phonetik an der Universität
München

Erster Band

Die wichtigsten Probleme der Stimmbildung

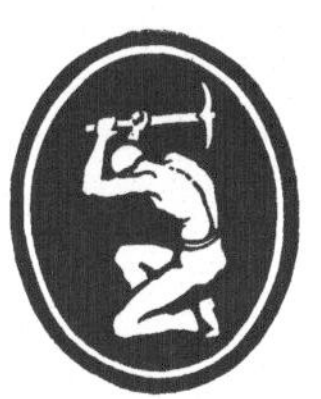

München
Verlag von J. F. Bergmann
1937

ISBN 978-3-642-93962-4   ISBN 978-3-642-94362-1 (eBook)
DOI 10.1007/978-3-642-94362-1

Vorwort.

Das vorliegende Buch beansprucht nicht, ein umfassendes Lehrbuch der gesamten Stimmkunde zu sein. Ein solches liegt bereits in meiner im Jahre 1921 erschienenen „Theorie und Technik des Singens und Sprechens" (Breitkopf & Härtel, Leipzig 1921) vor. Wie der Titel besagt, habe ich hier nur die wichtigsten Probleme der Stimmbildung herausgegriffen, und das Buch ist somit hauptsächlich für diejenigen bestimmt, die über die Stimmbildungsprobleme Bescheid wissen möchten, sich aber der Mühe nicht unterziehen wollen, ein ausführliches Lehrbuch durchzuarbeiten.

Aber auch für denjenigen, der die „Theorie und Technik" kennt, wird das Buch von Nutzen sein können. Denn teils ist es im Gegensatz zur „Theorie und Technik" hauptsächlich vom Gesichtspunkte des praktischen Stimmbildners aus geschrieben, teils enthält es auch die neuesten Ergebnisse, zu denen unsere Wissenschaft seit der Veröffentlichung der „Theorie und Technik" gelangt ist. Ich hoffe deshalb, daß das Buch den Stimmbildner wie auch den Sprech- und Gesangstudierenden über manche Probleme aufklären und sie dadurch bei der praktischen Arbeit unterstützen wird.

Jeder Abschnitt des Buches behandelt, wie die Überschriften angeben, ein abgeschlossenes Gebiet der Stimmkunde, so daß jeder herausgreifen kann, was ihn besonders interessiert. Einige Abschnitte wurden schon früher in der „Stimme" veröffentlicht. Hier sind sie jedoch alle zu einer Einheit zusammengearbeitet worden, die einen Gesamtüberblick über die wichtigsten Probleme der Stimmbildung ermöglicht.

München, im November 1937.

Jörgen Forchhammer.

Inhaltsverzeichnis.

1. Die akustischen Grundlagen der Stimmbildung.

Bevor wir uns den eigentlichen Stimmbildungsproblemen zuwenden, empfiehlt es sich, eine kurze Einführung in die akustischen
Grundprobleme vorauszuschicken; denn die Erfahrung zeigt
immer wieder, daß nicht nur unter den Gesangstudierenden, sondern auch unter den Gesangspädagogen und Stimmbildnern vielfach
ganz irrige Vorstellungen herrschen über die akustischen Grundbe-
griffe wie Schallschwingungen, Schallwellen, Zurückwerfung, Beugung, Resonanz usw., und es braucht nicht erst gesagt zu werden,
daß es bei falschen akustischen Vorstellungen nicht möglich ist, ein
klares Bild zu gewinnen über das, was bei der Ton- und Lautgebung
in unserem Sing- und Sprechinstrument eigentlich vor sich geht.

Die *Akustik* ist die Lehre vom *Schall*. Was aber ist Schall?
Eine Sinnesempfindung, die sich als solche schwer erklären läßt.
Die *Schallempfindung* aber ist physikalisch bedingt, und die *physi-
kalischen Schallerscheinungen*, die sie bedingen, lassen sich wissen-
schaftlich untersuchen und bilden somit den Hauptbestand der
Schallehre oder Akustik.

Untersuchen wir diese physikalischen Schallerscheinungen, so
stoßen wir zunächst auf den Begriff der *Schwingung*. Durch diese
Bezeichnung ist bereits die Möglichkeit für eine Reihe von Mißverständnissen gegeben. Als Schwingungen bezeichnen wir nämlich
in der Umgangssprache meist nur Bewegungen, die einen Kreis
oder Teile eines Kreises beschreiben (wie die Schwingung des
Armes, einer Schleuder, eines Pendels od. dgl.). Die Schallschwingungen sind aber etwas anderer Art, nämlich kleine, gradlinige
Bewegungen von großer Geschwindigkeit (bis zu Tausenden in der
Sekunde) und von nur geringem Ausmaß (meist nur Bruchteile
eines Millimeters). Es wäre somit besser, sie als *Vibrationen* zu
bezeichnen, oder deutsch als *Zitterbewegungen*.

Diese Zitterbewegungen können *einfache Hin- und Herbewe-
gungen* sein *oder zusammengesetzter Art*. Im letzten Fall werden die
relativ größeren, einfachen Bewegungen von kleineren Bewegungen
begleitet, die in der gleichen Richtung verlaufen. Man kann sich

den Vorgang veranschaulichen, wenn man die Hand langsam nach rechts und links bewegt, sie aber gleichzeitig auch noch kleinere, ebenfalls rechts-links gerichtete Bewegungen ausführen läßt. Aus solchen *zusammengesetzten Zitterbewegungen* bestehen, physikalisch betrachtet, unsere Töne.

Aus der Tatsache, daß die Zitterbewegungen sich immer auf derselben geraden Linie bewegen, ergibt sich, daß sie keine *Form* haben können. Der Ausdruck „*Schwingungsform*", dem man vielfach in der akustischen Literatur begegnet, muß also eine andere Bedeutung haben. Und so ist es auch tatsächlich. Diese winzig kleinen und schnellen Zitterbewegungen der Luft sind nämlich sehr schwer zu erfassen und zu erforschen. Wir müssen sie zu diesem Zweck erst auf einen festen Körper übertragen und sie dabei auch noch vergrößern. Überträgt man sie z. B. auf die Spitze einer Schreibfeder und die Bewegungen dieser Schreibfeder wieder auf ein Stück Papier, so kann man auch dann die Zusammensetzung der Zitterbewegungen noch nicht ersehen, da die Feder ja immerwährend auf derselben Stelle des Papiers hin- und herfährt. Zieht man aber das Papier schnell unter der Feder hinweg, und zwar in senkrechter Richtung zu den Zitterbewegungen, so werden ihre Bewegungen gewissermaßen auseinandergezogen. Auf diese Weise entsteht eine *Schwingungskurve*, die die Zusammensetzung der Zitterbewegung deutlich erkennen läßt. Die Form dieser Kurve ist es, die wir als Schwingungsform bezeichnen. Sie gibt, wie man sieht, nicht die Form der Zitterbewegungen selber wieder, die ja immer gradlinig sind, sondern nur die Form der in obiger Weise künstlich erzeugten Kurve, aus der sich dann allerdings sämtliche Eigenschaften des Tons (Höhe, Stärke, Klangfarbe) gewissermaßen herauslesen lassen.

Über diese Schwingungskurven herrschen in der Laienwelt meist ganz falsche Vorstellungen. Man faßt sie für gewöhnlich als eine bildliche Darstellung der sogenannten *Schallwellen* auf und glaubt somit, daß die Luftteilchen oder die Schallwellen derartige wellenförmige Bewegungen ausführen, was, wie eben gezeigt, durchaus nicht der Fall ist. Zum Begriff „Schallwelle" gelangen wir erst, wenn wir die Übertragung der Zitterbewegung von einem abgegrenzten Körper auf die freie Luft betrachten.

Denken wir uns zu diesem Zweck die Oberfläche eines festen Körpers, z. B. eines Resonanzbodens, der kleine Zitterbewegungen ausführt. Durch das Ausschwingen seiner Oberfläche wird die angrenzende Luftschicht weggestoßen, wodurch eine kleine *Luftverdichtung* entsteht. Durch das nachfolgende Zurückschwingen der Oberfläche kommt eine kleine *Luftverdünnung* zustande, dadurch, daß die Oberfläche die angrenzende Luftschicht wieder zurücksaugt. Die erste Luftschicht beeinflußt nun die nächstliegende in gleicher Weise, und so pflanzt sich die Bewegung immer weiter im Raum fort. Die einzelnen Luftteilchen führen dabei, genau wie die Oberfläche des Resonanzbodens, kleinere Zitterbewegungen an Ort und Stelle aus, während die Verdichtungen und Verdünnungen im Raum sich immer weiter fortpflanzen. Diese kleinen fortlaufenden Verdichtungen und Verdünnungen sind es, die wir *Schallwellen* nennen. Auch diese Bezeichnung führt leicht zu Mißverständnissen, da wir gewöhnt sind, uns unter Wellen wellenförmige Bewegungen vorzustellen, wie z. B. bei den Meereswellen. Eine derartige Wellenform haben die Schallwellen aber nicht. Da die Verdichtungen und Verdünnungen sich mit gleicher Geschwindigkeit nach allen Richtungen ausbreiten, sind die Schallwellen viel eher als *kugelförmige Verdichtungs- und Verdünnungsschichten* aufzufassen, die sich im Raum immer weiter vom Ausgangspunkt fortbewegen und somit immer größer werden.

Betrachten wir das Verhalten der Schallwellen bei ihrer *Verbreitung im Raume*, so stoßen wir dabei auf weitere Irrtümer, die darauf zurückzuführen sind, daß wir gewohnt sind, eine Parallele zu ziehen zwischen Schallwellen und Lichtwellen und die Gesetze der Optik einfach auf die Akustik zu übertragen. Wir kommen dabei zu ganz falschen Vorstellungen. Wohl findet beim Anprallen der Schallwellen gegen größere Wandflächen eine *Zurückwerfung* in ähnlichem Sinne statt, wie bei den Lichtwellen (Echo, Nachhall); aber neben diesem Zurückwerfen kann man auch ein *Zerstreuen* und *Abgleiten* der Wellen beobachten, ein *Schleichen* an den Wänden entlang und dergleichen. Besonders kleinen Hindernissen gegenüber verhalten sich die Schallwellen ganz anders als die Lichtwellen. Während nämlich die Lichtwellen geradlinig vorbeigehen, einen deutlichen Schatten hinterlassend, findet bei den Schallwellen eine *Beugung* um die Kanten des Hindernisses herum statt, so daß die Schallwellen sich hinter dem Hindernis wieder vereinigen und sich in kurzer Entfernung von demselben so verhalten, als sei gar kein Hindernis vorhanden gewesen.

Diese Beugung kommt ganz besonders zur Geltung, wenn wir die *Akustik in Röhren* betrachten. Hier haben wir keine kugelförmigen Schallwellen mehr, da für solche kein Platz vorhanden wäre. Statt dessen haben wir nur Verdichtungen und Verdünnungen, die in schneller Folge einander nachjagen, den Krümmungen und Biegungen der Röhre folgend, genau wie es ein Wasser- oder Luftstrom in einer Röhre tut (vgl. das Sprachrohr).

Wir sind jetzt soweit, die *Verhältnisse in unserem Ansatzrohr bei der Tongebung* erklären zu können. Die im Kehlkopf gebildeten Schallverdichtungen und -verdünnungen strömen in oben angeführter Weise durch das Ansatzrohr (Kehlkopf, Rachen, Mund und Nase) hinaus, diese Räume gänzlich ausfüllend und sich um alle Hindernisse herumbiegend. Von Schallwellen ist auch hier keine Rede, nicht nur wegen der Enge der Röhre, sondern auch, weil die Entfernungen zwischen den Verdichtungen (bzw. Verdünnungen), die sog. *Wellenlänge*, so groß ist, daß meistens nur ein geringer Bruchteil einer Welle im Innern unseres Ansatzrohres Platz findet. Ein bewußtes *Leiten der Schallwellen* durch die Räume hindurch zu einer bestimmten „*Anschlagstelle*" oder dergleichen, wie es in vielen Gesangschulen gelehrt wird, kommt auch nicht in Betracht, sondern nur die *Gestaltung der Räume* zum Zweck eines freien Ausströmens der Luft und einer bestmöglichen Bildung der später näher zu besprechenden *Resonanz*.

Zum Verständnis der Vorgänge bei der Stimmgebung ist es notwendig, auf die *Entstehung des Tons* etwas näher einzugehen. Wir verwenden in der Musik zwei wesentlich verschiedene Arten der Tonerzeugung. Bei der einen werden die kleinen Zitterbewegungen, die den Ton hervorbringen (durch Schlagen, Zupfen oder Streichen) *in einem festen Körper* erzeugt, von dessen Oberfläche aus sie sich, wie oben ausgeführt, auf die Luft übertragen. Bei der zweiten Art der Tonerzeugung entstehen die Schallwellen *direkt in der Luft*, durch Umbildung eines kontinuierlichen Luftstromes in taktmäßige Luftstöße. Dies Verfahren findet bei den Blasinstrumenten sowie bei der menschlichen Stimme Verwendung. Hier entsteht der Stimmton dadurch, daß der aus den Lungen getriebene *Luftstrom* durch die bis auf einen kleinen Spalt (die *Stimmritze*) geschlossenen *Stimmlippen* aufgehalten wird. Dadurch staut sich die Luft unterhalb der Stimmritze, die elastisch gespannten Stimmlippen werden in Schwingungen versetzt; und nun schlüpft die Luft bei jedem Auseinanderschwingen der Stimmlippen in kleinen periodischen Luftstößen durch die Stimmritze hinaus. Die in dieser Weise gebildeten Luftstöße pflanzen sich nun im Ansatzrohr und weiter in der freien Luft als *Schallwellen* fort und werden in unserem Ohr als *Töne* wahrgenommen. Der Stimmton wird also nicht, wie meistens angenommen wird, *in* den Stimmlippen, sondern nur *mit Hilfe der Stimmlippen, in der Stimmritze* erzeugt, und der Einwand, den man bisweilen hört, daß so kleine Organe wie die Stimmlippen doch unmöglich einen so großen Ton wie den Kunst-forte-Ton erzeugen können, ist somit hinfällig.

Hierdurch gewinnen wir nun zugleich Klarheit über zwei in der Gesangspädagogik häufig verwendete und viel mißbrauchte Ausdrücke: die Stauung und die Stütze. Von diesen ist die *Stauung* der natürliche Vorgang bei der Tonerzeugung. Die Stimmlippen wirken hier wie ein Stauwerk, das den fließenden Strom aufhält und ihn — beim guten, konzentrierten Ton — sozusagen nur tropfenweise durchläßt. Selbst beim „*undichten Ton*", bei dem ein Teil der Luft — sei es durch die Knorpelritze oder durch die ungenügend geschlossene Lippenritze — ausströmt, ohne in Schwingungen versetzt zu werden, findet eine Stauung statt, wenn auch in ungenügendem Maße. Diese Erscheinung als „*Stauprinzip*" zu bezeichnen und zur allgemein seligmachenden „Methode" erheben zu wollen, dürfte jedoch zu einseitig sein. Aber bedenklicher noch ist es, wenn die Gegner dieser Methode deswegen das Stauen als stimmbildnerischer Faktor leugnen wollen.

Während das Stauen der natürliche Vorgang bei jeder Tongebung ist, ist das *Stützen* ein künstlicher Vorgang, durch den man ein tadelloses Stauen zu erreichen sucht.

Unter Stützen verstehen wir in diesem Sinne den festen *Druck der Luft gegen die Stimmlippen*, durch den man sie veranlassen will, sich gegen den Druck zu wehren und durch Bildung eines genügend dichten Stimmverschluß die ideale Stauung hervorzubringen (vgl. S. 20). Stützen und Stauen sind somit zwei Seiten desselben Vorganges, dem Druck und Gegendruck, oder der Aktion und Reaktion entsprechend. Beides muß beim idealen Kunstton vorhanden sein, und es ist einer der Hauptzwecke des Stimmbildungsunterrichtes, dem Schüler dies in richtiger Weise beizubringen.

Ein wichtiger stimmbildnerischer Faktor ist auch die *Resonanz*. Es dürfte nur wenige Gesangschulen geben, in denen das „Erwecken" oder „Erschließen" der Resonanz nicht als ein wesentlicher Bestandteil des Unterrichts angesehen wird. Und doch findet man, nicht nur in vielen Gesangschulen, sondern auch in der stimmpädagogischen Literatur, gerade auf diesem Gebiet die unklarsten Vorstellungen. Die meisten sind der Ansicht, daß jeder Klang der Stimme, sei er gut oder schlecht, von einer entsprechenden guten oder schlechten Resonanz herrührt, und übersehen somit, daß auch die Vorgänge in der Stimmritze bei der „Entstehung" des Tons einen ebenso entscheidenden Einfluß auf den Klang ausüben. Ich möchte deshalb allen, die nicht in langjähriger, mühsamer Arbeit gelernt haben, die *resonatorischen Bestandteile des Stimmklangs* von den *primären*, d. h. von der Stimmritze herrührenden, zu unterscheiden, empfehlen, lieber von *Klang* als von Resonanz zu sprechen; denn der Ausdruck Klang ist der allgemeinere, der beide Tätigkeiten umschließt und somit keine analytische Fähigkeit des Lehrers voraussetzt.

Zunächst muß darauf aufmerksam gemacht werden, daß Resonanz nicht gleichbedeutend mit *Mitschwingen* ist.

Wenn ich eine Stimmgabel in die Hand nehme und anschlage, so schwingt meine Hand mit. Von Resonanz ist aber dabei keine Rede. Erst wenn ich den Stiel der Stimmgabel auf eine Tischplatte oder dergleichen setze, entsteht das, was wir mit Resonanz bezeichnen. Diese besteht in einer Verstärkung des gesamten Klanges oder eines Teils desselben. Der Umstand, daß eine Stelle des Körpers bei der Tongebung stark mitschwingt, ist also an und für sich noch kein Beweis dafür, daß hier eine den Ton verstärkende Resonanz stattfindet. Von einer solchen kann erst dann die Rede sein, wenn das Mitschwingen des betreffenden Körperteils den Ton in obengenannter Weise beeinflußt.

Untersuchen wir nun die Resonanz bei den künstlichen Musikinstrumenten, so sehen wir, daß dabei zwei resonatorische Hilfsmittel Verwendung finden: der Resonanz*boden* und der Resonanz*raum*. Der *Resonanzboden* wird hauptsächlich verwendet bei den Saiteninstrumenten und dient dazu, den an sich nicht genügend fortpflanzungsfähigen Saitenton auf die Luft zu übertragen. Dagegen kommt der *Resonanzraum* in erster Linie bei den Blasinstrumenten in Betracht, wo er teils der Verstärkung, teils aber auch der klanglichen Umbildung des Tons dient. Da nun die menschliche Stimme als Tongeber sich wie ein Blasinstrument verhält, so kommen bei ihr auch nur die Resonanzräume in Betracht. Eine Übertragung der Tonschwingungen auf die festen Bestandteile des Körpers, den harten Gaumen, die Schädeldecke, die Brustwand usw., findet zwar immer statt. Eine *resonatorische Verstärkung des Tons* kann dadurch jedoch nicht erzielt werden; man muß vielmehr annehmen, daß die doppelte Übertragung der in der Luft entstandenen Zitterbewegungen: erst auf den festen Körper und dann wieder zurück auf die Luft, eine wesentliche Abschwächung der betreffenden Zitterbewegungen bewirken wird.

Hieraus ergibt sich aber, daß die gesamte *resonatorische Arbeit* bei der Stimmbildung in der *Umbildung der Resonanzräume* besteht, gleichviel, ob hiermit die Bildung der Sprachlaute (*Lautbildung*) oder die klanglich ästhetische Ausbildung des Stimmtons (*Stimmbildung*) bezweckt wird. Wie diese Raumgestaltung vor sich geht, gehört nicht mehr in das Gebiet der Akustik, sondern in das der Stimmbildung, auf die wir später (S. 46 ff.) eingehen werden.

2. Was muß der Sänger von der Atmung wissen?

Die Atmung ist in der Gesangspädagogik ein viel umstrittenes Problem. Wie sollen wir beim Singen und Sprechen atmen? Wo sollen die Atembewegungen stattfinden? Ist die Mund- oder die Nasenatmung vorzuziehen? Sollen wir möglichst natürlich atmen, oder erfordert das Singen und Sprechen eine eigene Atemtechnik, die wiederum durch besondere Atmungsübungen erlernt werden muß? Welche Rolle spielt die Atmung überhaupt beim Singen und Sprechen?

So viele Fragen, so viele Antworten. Es gibt Gesangspädagogen, die der Atmung eine allumfassende Bedeutung beimessen und behaupten, daß alles andere sich „automatisch" richtig einstelle, wenn nur richtig geatmet werde. Andere sehen in der Atmung zwar eine wichtige Teilfunktion der Stimmgebung, ohne ihr jedoch eine so überragende Stellung einzuräumen. Endlich gibt es auch Gesangspädagogen, die sich um die Atmung überhaupt nicht kümmern, in der Überzeugung, daß die richtige Atmung sich ganz von selbst einstellt, wenn der Ton im übrigen richtig gebildet wird. Wie kann man bei solcher Meinungsverschiedenheit das Richtige herausfinden?

Um hierüber Klarheit zu gewinnen, empfiehlt es sich, diese Fragen einer genaueren Prüfung zu unterziehen.

Zunächst: Was ist Atmung? Wir verstehen hierunter in erster Linie einen *chemischen Prozeß*: Die Oxydierung des Blutes, d. h. die in den Lungen stattfindende Verbindung des Blutes mit Sauerstoff. Dieser Vorgang hat für uns hier nur insofern Bedeutung, als eine kräftige Atmung ganz allgemein gesundheitsfördernd wirkt, was für den Sänger nicht zu unterschätzen ist; denn der Sänger, besonders der Bühnensänger, braucht eine gesunde, kräftige Konstitution.

Wenn wir beim Singen und Sprechen von der Atmung reden, so denken wir jedoch für gewöhnlich nicht an den chemischen, sondern an den ihn begleitenden *physikalischen Prozeß*, d. h. an das Einsaugen der frischen, sauerstoffhaltigen Luft und das Ausstoßen der kohlensäurehaltigen, verbrauchten Luft aus den Lungen; denn diese immerfort wechselnde *Einatmung* und *Ausatmung* liefert uns den für unsere Sing- und Sprechtätigkeit unentbehrlichen Luftstrom.

Über die Art und Weise, wie die Atmung physiologisch zustande kommt, herrschten noch bis vor wenigen Jahren, nicht nur in Laienkreisen, sondern auch unter den Gesangpädagogen, ganz falsche Vorstellungen. Man glaubte allgemein, daß die Luft durch einen Willensakt eingesaugt werde und nun durch einen Druck von innen die Brustwände auseinander treibe. Jetzt dürfte aber wohl allgemein bekannt sein, daß diese Ansicht auf einer Verwechslung von Ursache und Wirkung beruht: Das Primäre ist die *Erweiterung der Brusthöhle*, wodurch die in ihr eingeschlossene Luft verdünnt wird. Dadurch strömt die Außenluft bei offenen Luftwegen ganz von selbst in die Lungen ein. Bei der Einatmung besteht also in den Lungen kein Überdruck, der die Brustwände auseinander treibt, sondern ganz im Gegenteil ein Unterdruck, der das Einströmen der Luft bewirkt. Umgekehrt bei der Ausatmung. Hier wird die Luft durch die elastische Zusammenziehung der Lungenbläschen und der Bauchwände sowie durch das Sinken der gehobenen Rippen und, bei aktiver Ausatmung, durch Muskelkraft, hinausgetrieben.

Je nach der Körperstelle, an der die Erweiterung bzw. Verengerung der Brusthöhle stattfindet, unterscheiden wir bekanntlich vier *Atmungsarten*: die *Schulteratmung*, die *Brustatmung*, die *Flanken-*

atmung und die *Zwerchfellatmung*, welche letztere wiederum äußerlich als *Bauch-* oder *Magenatmung* wahrnehmbar ist. Über den Wert dieser Atmungsarten ist man sich jetzt so ziemlich einig; und zwar werden die zwei erstgenannten Arten (unter der Bezeichnung *Hochatmung* zusammengefaßt) für das Singen und Sprechen abgelehnt, während die Verbindung von Flanken- und Zwerchfellatmung (die sog. *Tiefatmung*) allgemein befürwortet wird. Hieraus ergibt sich wiederum die für den Sänger günstigste *Haltung* mit ruhig herabhängenden Schultern, leicht (nicht krampfhaft) gehobener Brust, die sich an den Atembewegungen möglichst wenig beteiligt.

Wenn wir uns nun die Frage stellen, was bei der *Einatmung* das Wichtigste sei, und worauf wir unsere Aufmerksamkeit in erster Linie zu richten haben, so ergibt sich die Antwort aus der Funktion des Singens ganz von selbst. Da für die Einatmung oft nur ganz kleine, manchmal sogar keine Pausen vorgeschrieben sind, sodaß die für die Atmung erforderliche Zeit vom Zeitmaß der vorangehenden Note genommen werden muß, so ergibt sich daraus die unabweisbare Forderung, daß der Sänger vor allem die Kunst beherrschen muß, die Einatmung blitzschnell zu vollziehen. Das ist aber nur bei „*weiter Röhre*" möglich, was wiederum zu der Forderung führt, überall in den Luftwegen, sowohl im Ansatzrohr wie in der Stimmritze, *Verengungen zu vermeiden*, die das freie Einströmen der Luft beeinträchtigen. Derartige Verengungen haben nämlich stets eine geräuschhafte Einatmung zur Folge; und die Forderung läßt sich deshalb auch dahin formulieren, daß selbst bei stärkster Einatmung kein Geräusch entstehen darf. Die Kunst der *momentanen, geräuschlosen Einatmung* muß also von jedem Sänger unbedingt verlangt werden; denn schnaufende Geräusche in jeder Einatmungspause oder gar verspätete Einsätze infolge zu langsamer Einatmung wirken auf die Dauer ganz unerträglich. Es wäre sehr zu wünschen, daß diesem Punkt mehr Aufmerksamkeit gewidmet würde, als es bisher der Fall war. Die weite Einatmungsstellung hat außerdem noch den Vorzug, daß sie, auf den folgenden Ton übertragen, dessen Resonanz wesentlich fördert, während eine enge, geräuschhafte Einatmung leicht zu einer engen, unfreien Tongebung führt.

Durch obige Betrachtungen haben wir nun auch die Möglichkeit, die Frage zu beantworten, ob wir beim Sprechen und Singen durch

den Mund oder durch die Nase einatmen sollen, eine Frage, über
die die Gesangspädagogen sich bis heute noch nicht einig sind
Zweifellos ist im gewöhnlichen Leben die *Nasenatmung* aus hygie
nischen Gründen der *Mundatmung* vorzuziehen. Das will aber
nicht heißen, daß die Nasenatmung auch beim Sprechen und Sin
gen die einzig seligmachende sei. Denn, wie wir soeben geseher
haben, stellt besonders das Singen an Geschwindigkeit und Ge
räuschlosigkeit der Einatmung sehr hohe Forderungen, die die
Nasenatmung allein meistens nicht erfüllen kann.

Allerdings wird man durch die sog. ,,*duftsaugende Einatmung*‘
— d. h. durch eine Einatmung durch die Nase, die mit der Vorstel
lung verbunden ist, daß man den Duft einer wohlriechenden Blume
einzieht — das Ansaugen der Nasenflügel verhindern und vielleicht
sogar eine kleine Erweiterung der Nasengänge herbeiführen kön
nen. Meistens wird aber auch diese übrigens sehr empfehlenswerte
Art der Einatmung noch nicht genügen, um eine momentane und
geräuschlose Einatmung zuwege zu bringen. In solchen Fäller
ist es ratsam, die streng hygienische Forderung der reinen Nasen
atmung fallen zu lassen und auch noch den Mundweg zur Hilfe zu
nehmen; denn Schnelligkeit und Geräuschlosigkeit der Einatmung
sind und bleiben für den Sänger das Wichtigste.

Dies darf natürlich nicht dahin verstanden werden, man dürfe
nun mit weit geöffnetem Munde oder sogar bei völliger Ausschal
tung des Nasenweges einatmen. Das wäre weder aus gesundheit
lichen, noch aus ästhetischen Rücksichten statthaft. Man bestrebe
sich vielmehr, *möglichst ausgiebig durch die Nase einzuatmen, und
den Mund nur soweit zu öffnen, als notwendig ist, um den Forderungen an Schnelligkeit und Geräuschlosigkeit der Einatmung Genüge
zu tun.*

Bei der *Ausatmung* liegen die Verhältnisse nun gerade entgegen-
gesetzt. Hier gilt es nicht, die Luft so schnell wie möglich hinaus
zulassen, sondern vielmehr den Luftstrom so lange wie möglich aus
zuspinnen, um lange Strophen in einem Atem singen zu können
Wer die Kunst des ,,*langen Atems*‘‘ nicht beherrscht, wird beim
Singen immer mit dem Atem zu kurz kommen.

Zur Erzielung eines langen Atems sind verschiedene Vorbe
dingungen erforderlich. Erstens begnügt man sich beim Singer
natürlich nicht mit der Luftmenge (ca. $\frac{1}{2}$ l), mit der man bei ge
wöhnlicher Ruheatmung auskommt; sondern man nimmt be

jedem Atemzug, besonders vor jeder längeren Strophe, eine viel größere Luftmenge ein. Die Fähigkeit, viel Luft einzuatmen und sie beherrscht und ohne störende Spannungen in den Lungen zurückzuhalten, muß von jedem Sänger entwickelt und beherrscht werden. Doch hüte man sich davor, besonders am Anfang des Studiums, in dieser Hinsicht des Guten zu viel zu tun; denn ein übermäßiges Vollpumpen der Lungen wird leicht zu schädlichen Spannungen und zu einer Steifigkeit der Muskulatur führen, die die Schönheit des Tons beeinträchtigen. Außerdem hat die Überfüllung der Lungen leicht zur Folge, daß die Knorpelritze sich öffnet, um die überschüssige Luft herauszulassen, wodurch dann gerade das Gegenteil von dem, was beabsichtigt war, erreicht wird.

Die zweite Vorbedingung für die Entwicklung eines langen Atems besteht im *Regulieren der Luftabgabe*. Dies ist noch wichtiger als die erste Vorbedingung; denn auch das größte Atemvolumen kann uns nicht nützen, wenn wir die Luft ungenützt ausströmen lassen. Dagegen können wir mit sehr wenig Luft singen, wenn wir die Luftabgabe richtig zu regulieren verstehen. Es fragt sich nur, welche Hilfsmittel uns für die Regulierung der Luftabgabe zu Gebote stehen.

Die meisten deutschen Schulen lehren, man solle die Luft durch *Anspannen der Einatmungsmuskulatur* zurückhalten. Dieses Hilfsmittel kann jedoch keine allgemeine Verwendung finden; denn, wie wir S. 79 sehen werden, wird die Stärke des Stimmtons durch den Druck der Luft gegen die Stimmlippen bedingt. Wir können also, beim Zurückhalten der Luft vermittelst der Einatmungsmuskulatur, nur piano-Töne erzeugen. Dieses Verfahren kann deshalb nur in Betracht kommen bei Pausen, vor dem Stimmeinsatz sowie bei piano-Tönen, bei denen die gefüllten Lungen schon allein durch ihre Elastizität und die Schwere und die Spannungen der Brust- und Bauchwandungen einen so großen Luftdruck ausüben, daß eine Abschwächung desselben notwendig wird.

Wir müssen uns deshalb nach einem anderen Hilfsmittel umsehen, das uns in allen Fällen, auch noch beim kräftigsten Fortissimo-Ton, befähigt, mit der eingeatmeten Luft auszukommen und den gewünschten langen Atem zu erzielen. Ein solches Hilfsmittel liefert uns der *Mechanismus der Stimmlippen*, durch den die *Weite der Stimmritze* beliebig reguliert werden kann. Die Geschwindigkeit, mit der die Luft durch einen schmalen Spalt wie die Stimmritze entweicht, hängt nämlich nicht nur vom Luftdruck ab, sondern in noch höherem Maße von der Weite des Spaltes. Da nun der Stimmlippenmechanismus uns befähigt, die Weite der Stimmritze, bis zu einem gewissen Grade, zu regulieren, so ergibt sich hieraus, daß das wichtigste Mittel, um einen langen Atem zu erhalten, im *Enghalten der Stimmritze* besteht.

Nun hängt aber die Weite der Stimmritze aufs engste mit der Laut- und Tongebung zusammen. Bei den *stimmlosen Konsonanten* öffnet sich die Stimmritze bis zu der relativ weiten *Hauchstellung*, während bei allen *stimmhaften Lauten* die viel engere *Stimmstellung* eingenommen wird. Aber auch bei den stimmhaften Lauten ist die Weite der Stimmritze keineswegs konstant. Dies gilt besonders von der *Knorpelritze*, die sich bei der Stimmgebung eigentlich immer schließen sollte, dies aber häufig nicht tut, sondern dabei mehr oder weniger offen steht. Wenn dies der Fall ist, strömt, wie wir S. 5 gesehen haben, ein Teil der Luft durch die Knorpelritze aus, ohne in Tonschwingungen umgesetzt zu werden (die sog. „*wilde Luft*"), was ein langes Anhalten des Tons natürlich unmöglich macht. Aber auch der tonerzeugende Teil der Stimmritze, die *Lippenritze*, kann bei der Tongebung mehr oder weniger eng sein. Ihr Öffnungsgrad hängt aufs engste mit der Tonqualität zusammen, insofern der klare, konzentrierte, härtere und festere Ton durch ein stärkeres Zusammendrücken der Stimmlippen — die sog. „*Kompression*" — bedingt wird als der weichere oder gar matte und hauchige „*unkomprimierte Ton*".

Aus diesen Betrachtungen geht unverkennbar hervor, wie wir uns bei der Laut- und Tongebung zu verhalten haben, wenn wir einen langen Atem erzielen wollen. Erstens müssen die *stimmlosen Konsonanten* entweder so kurz gehalten werden, daß die Luft dabei keine Zeit hat, in größeren Mengen zu entweichen, oder es muß (bei den Engelauten) die Artikulationsenge so eng gebildet werden, daß die Luft an der betreffenden Stelle hinreichend zurückgehalten wird (s. Näheres S. 70).

Zweitens müssen alle *stimmhaften Sprachlaute*, nicht nur die *Vokale*, sondern ebenso die *stimmhaften Konsonanten* klar, konzentriert und ganz ohne Stimmgeräusche gebildet werden; denn Stimmgeräusche deuten immer darauf hin, daß der Stimmverschluß nicht ganz ist, wie er sein sollte. Vor allem muß sorgfältig darauf geachtet werden, daß nicht das geringste *Flüstergeräusch* dem Ton beigemischt wird; denn sowie sich ein Flüstergeräusch bemerkbar macht, ist dies ein sicheres Zeichen dafür, daß die Knorpelritze offen steht. Wie wir oben (S. 11) gesehen haben, führt das übermäßige Anfüllen der Lungen leicht zu diesem verhängnisvollen Fehler. Umgekehrt zeigt die Erfahrung, daß die Knorpelritze sich leichter schließt, wenn die Lungen verhältnismäßig leer sind. Um das besonders bei Anfängerinnen so häufig vorkommende Offenstehen der Knorpelritze zu vermeiden, empfiehlt es sich deshalb — besonders am Anfang des Studiums — vor dem Stimmeinsatz fast völlig auszuatmen und den Ton nur mit dem letzten Rest der Luft, der sog. *Minimalluft* (nach *Bruns*), einzusetzen.

Sollte trotz aller Bemühungen der Atem bei längeren Strophen immer noch nicht ausreichen, so empfiehlt es sich, den Ton in diesem Fall etwas fester anzupacken als sonst. Vor allem darf man am Ende einer langen Strophe nicht ängstlich werden; denn Ängstlichkeit führt meist zu einem matten, undichten Ton und fördert somit die Luftverschwendung.

Aus obiger Darstellung geht unverkennbar hervor, daß der für den Kunstgesang so wichtige lange Atem viel mehr auf einer Technik des Stimmlippenverschlusses als auf einer besonderen Atemtechnik beruht. Diese Tatsache ist aber noch immer viel zu wenig bekannt; und hierauf dürfte zurückzuführen sein, daß so viele Gesangspädagogen noch immer der Ansicht sind, es käme allein auf die richtige Atmung an.

Im Anschluß an die Atmungstechnik muß noch die sog. *Atemführung* erwähnt werden. Wir verstehen hierunter die Führung der Luft von den Lungen bis zu den Stimmlippen. Ich sage ausdrücklich: „bis zu den Stimmlippen"; denn hier, in der Stimmritze, findet die Umwandlung des Luftstromes zu Schallwellen statt. Und die Schallwellen strömen nun, den akustischen Gesetzen folgend, durch das Ansatzrohr (Rachen, Mund- und Nasenräume) hindurch, den Biegungen der Räume folgend und die hier befindliche Luft in Mitschwingung — Resonanz — versetzend. Von einer Atemführung in diesen Räumen kann somit keine Rede sein, sondern höchstens von einer, durch die verschiedenartige Gestaltung der Räume erzielten *Führung der Schallwellen*.

Eine Regulierung des Luftstromes ist außerdem nur hinsichtlich des Stärkegrades möglich, d. h. die Luft kann nur mit größerer oder geringerer Kraft gegen die Stimmlippen getrieben werden. Nun wird aber die Qualität des Tons dadurch bedingt, daß die *beiden Funktionen, Luftdruck und Stimmlippenwiderstand, einander angepaßt werden*. Zweck der Ausatmungstechnik ist deshalb, in jedem Augenblick die richtige Luftmenge zu den Stimmlippen zu führen, also einerseits nicht mehr, als die Stimmlippen bewältigen können, und andererseits auch nicht so wenig, daß das freie Schwingen der Stimmlippen dadurch behindert wird.

Wenn man darauf achtet, daß das richtige Verhältnis zwischen Luftdruck und Stimmlippenwiderstand stets gewährleistet bleibt, so kann die Atmung der Qualität des Tons eigentlich nichts anhaben; denn eine Verstärkung des Atemdruckes wird dann lediglich zu einer Tonverstärkung, eine Abschwächung zu einer Abnahme der Tonstärke führen. Stehen aber die beiden Funktionen nicht im richtigen Verhältnis zueinander, so können daraus die verhängnisvollsten Fehler entstehen. So wird eine im Verhältnis zum Stimmlippenwiderstand zu starke Luftzufuhr zur Folge haben, daß die Luft leer ausströmt, also nicht völlig in Tonschwingungen umgesetzt wird; während umgekehrt eine im Verhältnis zum Stimmlippenwiderstand zu geringe Luftzufuhr dazu führt, daß die Stimmlippen zu stark aneinanderschlagen. Dadurch aber entstehen gepreßte, rauhe Töne, die nach der Höhe zu scharf und schrill werden und nicht nur ästhetisch ungenießbar sind, sondern die auch eine ständige Gefahr für die Gesundheit der Stimme bedeuten.

Man findet oft die Ansicht vertreten, die Luft dürfe nicht direkt und auch nicht zu stark gegen die Stimmlippen geführt werden, weil die Stimmlippen einen direkten, starken Luftanprall nicht gewachsen sein. Diese Annahme dürfte auf einem Irrtum beruhen. Ein indirektes Führen der Luft zu den Stimmlippen ist überhaupt nicht möglich; denn die Luft kann gar nicht anders als, dem Gesetze der Luftströmung in geschlossenen Röhren folgend, direkt dorthin zu strömen. Und von einer Gefährdung der Stimmlippen durch zu starke Luftzufuhr kann nur solange die Rede sein, als die Stimmlippen noch nicht gelernt haben, dem Luftdruck einen genügenden Widerstand entgegenzusetzen. Sobald aber diese Kunst erlernt worden ist, wird es nicht mehr der zu starke, sondern viel eher der zu schwache Luftdruck sein, der gefährlich werden kann, weil er die Stimmlippen nicht genügend auseinanderzutreiben vermag. Daher das Versagen älterer Stimmen beim Nachlassen des Atemdruckes oder bei der durch die Überhandnahme des Vollregisters bewirkten Zunahme des Stimmlippenwiderstandes.

Wollen wir nun kurz zusammenfassen, worauf es beim Singen und Sprechen in bezug auf die *Atmungstechnik* ankommt, so können wir dies in folgender Weise ausdrücken:

Die *Einatmung* muß geräuschlos und wenn nötig blitzschnell, durch Nase und Mund zugleich, bei weiter Röhre und möglichst ruhig und hochgehaltener Brust, mit entspannt herabhängenden Schultern stattfinden.

Die *Ausatmung* muß vor allem der Stimmlippenfunktion angepaßt werden. Dies erfordert eine völlige Beherrschung des Atems, sowohl bei starkem Luftdruck (forte) wie bei schwachem Luftdruck (piano), bei ruhig fließender Tonführung (legato) wie bei stoßweiser Tonführung (staccato).

Es wird vielfach behauptet, daß Atmungsübungen nur in Verbindung mit der Tongebung einen Zweck hätten, weil die Verhältnisse bei stimmloser Atmung ganz andere seien, als bei der Tongebung. Diese Behauptung ist nur zum Teil richtig; denn erstens gilt sie nicht für die Einatmung, die ja immer stimmlos ist, und zweitens gilt sie nur für den Teil der Ausatmung, der in einer Anpassung an die Stimmlippenfunktion besteht. Übungen, die diesen Zweck verfolgen, sind aber, wie oben gezeigt, eher Stimmlippenübungen als eigentliche Atmungsübungen. Und es liegt kein Grund vor, weshalb Ausatmungsübungen, die der Beherrschung und Kräftigung der Atmungsmuskulatur dienen, sich nicht ebensogut bei Ausschaltung der Stimmfunktion ausführen lassen sollten. Nötigenfalls kann ja der Widerstand, den sonst die Stimmlippen dem Luftstrom entgegensetzen, durch eine Verengung an einer beliebigen Stelle des Ansatzrohres ersetzt werden. Derartige Atmungsübungen sind sehr zu empfehlen. Sie sollten m. E. in keiner Stimmbildungsschule fehlen.

3. Was ist Atemstütze?

Die *Atemstütze* gehört zu den stimmtechnischen Erscheinungen, über die die Meinungen, sowohl der Praktiker wie der Theoretiker, am weitesten auseinandergehen. In vielen hervorragenden Gesangschulen wird die Atemstütze als ein unentbehrliches Hilfsmittel zur Erreichung eines kunstgemäßen Gesangtons angesehen, während in anderen ebenso guten Schulen von Atemstütze überhaupt nicht gesprochen wird. Ja, es gibt bedeutende Stimmbilder, die die Atemstütze direkt als einen Verderb für die Stimme ansehen.

In bezug auf *Wesen* und *Zweck* der Atemstütze stehen die Ansichten einander nicht weniger schroff gegenüber. Hier in Deutschland dürfte wohl die Ansicht am meisten verbreitet sein, daß die Atemstütze in einer *Spannung der Einatmungsmuskulatur zwecks Regulierung der Luftzufuhr zu den Stimmlippen* bestehe, also gewissermaßen in einem *Zurückhalten der Luft von den Stimmlippen.* Anderseits wieder kann man die Auffassung hören, die Atemstütze bestehe gerade umgekehrt in einer *Verdichtung* (Stauung, Kompression) *der Luft unterhalb der Stimmlippen.*

Auch in bezug auf das, was gestützt werden soll, und auf die Stelle, an der die Stütze stattzufinden hat, herrscht die größte Unklarheit. So spricht man vielfach von ,,*Tonstütze*'' und ,,*Atemstütze*'', von ,,*Kopf-*'', ,,*Brust-*'' und ,,*Bauchstütze*'', ohne daß versucht wird, diese Begriffe näher zu definieren und streng auseinanderzuhalten.

Bei diesem Stand der Dinge dürfte der Versuch angebracht sein, über den Begriff der Stütze etwas mehr Klarheit zu schaffen, und zwar durch Untersuchung der Fragen, 1. was die verschiedenen Schulen unter Stütze verstehen, 2. worin die Stütze besteht, und 3. inwieweit die Stütze stimmbildnerisch von Wert ist oder nicht.

Es sind in den letzten Jahren von wissenschaftlicher Seite verschiedentlich Untersuchungen über die Atemstütze vorgenommen worden. Diese beziehen sich jedoch fast ausschließlich auf die gröberen, sog. *Stützbewegungen* und *Stützeinstellungen* des Rumpfes, ohne die Frage zu berücksichtigen, ob der Stützvorgang sich vielleicht auch noch auf andere Organe, wie die Stimmlippen oder den gesamten Kehlkopf, erstrecken könne. Es ist aber notwendig, auch diese Organe in eine Untersuchung des Stützvorgangs mit einzubeziehen, will man ein vollständiges Bild dieses Vorganges erhalten. Auch fehlen, soweit mir bekannt ist, Untersuchungen über die durch das Stützen hervorgerufene *Beeinflussung des Stimmtons*, wovon gerade sehr wichtige Rückschlüsse auf die physiologischen Vorgänge gezogen werden können.

Eine Zusammenstellung verschiedener über das Wesen der Atemstütze herrschenden Ansichten finden wir in HUGO STERNS Referat beim III. Kongreß der ,,Internationalen Gesellschaft für

Logopädie und Phoniatrie" in Wien im Juli 1928: „Die Notwendigkeit einer einheitlichen Nomenklatur für die Physiologie, Pathologie und Pädagogik der Stimme".

Sieht man von der zuweilen etwas unklaren Form der hier angeführten Definitionen ab und sucht zu ergründen, was stimmphysiologisch darunter zu verstehen ist, so findet man, daß die anscheinend so sehr auseinandergehenden Ansichten, mit wenigen Ausnahmen, im Grunde genommen mit einer der oben angeführten Erklärungen der Atemstütze zusammenfallen. Als Vertreter der ersten Auffassung (Zurückhalten der Luft mittels der Einatmungsmuskulatur) finden wir Namen wie ERNST BARTH (,,Inspiratorische Spannung des Brustkorbes"), W. PIELKE (,,Einbeziehung der ... Tätigkeit des Zwerchfelles in unseren Bewußtseinskreis"), NADOLECZNY (,,Atemführung ..., welche geleitet ist von der Wahrnehmung der mit bewußter Verlangsamung der Ausatmung verbundenen örtlichen sog. Muskelempfindungen"), ARTHUR WOLF (,,Verwendung der Einatembewegung ... während der Tongebung"), FR. WETHLO (,,Bewußtes Zügeln der Zwerchfelltätigkeit beim Singen"), HUGO STERN (,,Abwägung der Ein- und Ausatmungsfunktion, die Ausbalancierung dieser beiden Faktoren"). Als Vertreter der zweiten Auffassung (Verdichtung der Luft unterhalb der Stimmritze) finden wir ALBRECHT THAUSING (,,Der ‚angesetzte' Luftdruck ... lehnt sich von unten an den Kehlkopf"), W. REINECKE (,,Gestaute, verdichtete Luftsäule"), OTTO IRO (,,Die Stimmlippen stützen sich auf die komprimierte Luftsäule") und F. MARTIENSSEN (,,Aufsitzen des Tons auf komprimierter Luft"). Auch BECKER scheint sich der letzten Richtung anzuschließen, indem er den sehr bemerkenswerten Satz schreibt: ,,daß es nicht die Atemmuskeln allein sind, die an der richtig verteilten Herausgabe der Luft beteiligt sind, sondern auch die Stimmlippen, denen demnach nicht nur eine stimmerzeugende, sondern auch eine *atemregulierende* Bedeutung zukommt".

Neben den Auffassungen, die sich den beiden oben genannten Haupterklärungen einordnen lassen, gibt es jedoch auch solche, die noch andere Momente mit einbeziehen, so z. B. die von THAUSING, der, neben dem Stützen der Luft gegen die Stimmlippen, auch noch das Niederspannen des Kehlkopfes gegen das (sängermäßig gehobene) Brustbein als wichtigen Bestandteil der Stütze ansieht; und die von F. MARTIENSSEN, derzufolge in der Atemstütze inbegriffen sein soll: „die ganze Instrumentform des Sängers, die Einstellung des Apparates zum Singen und im Singen" oder näher spezifiziert: „das gehobene Brustbein, das Nachaußendrängen der Rippen, das blitzartige Atemanhalten, Fixieren vor dem Toneinsatz, das Weitegefühl ‚bis in den Magen hinunter', die fühlbare Zwerchfellelastizität usw.".

Die Auffassung von MARTIENSSEN, der sich auch STERN anschließt, dürfte wohl zu umfassend sein. Es ist nicht anzunehmen, daß man eine so allumfassende, zusammengesetzte Funktion, wie das Einstellen des gesamten Instruments mit einem, auf eine so spezielle Funktion hindeutenden Ausdruck wie „Stütze" bezeichnen würde.

Die über Wesen und Wert der Atemstütze herrschende Unklarheit und Gegensätzlichkeit der Meinungen kam bei einer Sitzung des „Vereins der Münchner Stimmbildner und Gesanglehrer" deutlich zum Ausdruck. In dieser Sitzung, die ausschließlich der Atemstütze gewidmet war, gelang es nicht, Klarheit über dieses wichtige Problem zu gewinnen; und es wurde deshalb beschlossen, eine zweite Sitzung ausschließlich Demonstrationen und praktischen Untersuchungen der Stütze zu widmen, um zu versuchen, auf diesem Wege zu einer Klärung des Problems zu gelangen. Bei dieser stellten sich sechs Kollegen bereitwillig zur Verfügung, vier Herren und zwei Damen. Zwei anwesende Ärzte kontrollierten durch Abtasten die Einstellungen, Bewegungen und Muskelspannungen des Rumpfes.

Im Gegensatz zu den von anderer Seite vorgenommenen Untersuchungen schien es in einer Versammlung von Praktikern am zweckmäßigsten, das Hauptgewicht nicht auf die Einstellbewegungen zu legen, sondern auf die durch die Atemstütze hervorgerufene klangliche Beeinflussung des Tons — denn hierauf kommt es dem Praktiker ja schließlich in erster Linie an —, um dann nachträglich zu untersuchen, durch welche körperliche Einstellung diese Klangwirkung erreicht wird.

Diese Untersuchungsmethodik schien sich auch tatsächlich zu bewähren; denn schon bei der ersten Versuchsperson zeigte sich ganz deutlich beim Einsetzen der Atemstütze eine auffällige *klangliche Veränderung des Tons*, die durch sämtliche folgende Untersuchungen bestätigt wurde. Der Ton wurde kerniger, markiger, konzentrierter, mit einer Neigung zum „Brustigen", im Sinne der Register; und etwa vorhandene „Überluft" verschwand. Auffallend war es auch, daß die Fähigkeit, den Ton lange zu halten, durch das Stützen wesentlich gesteigert wurde.

Ein weniger einheitliches Bild ergab die Untersuchung der Einstellungen und Bewegungen des Rumpfes. Gemeinsam für sämtliche Versuchspersonen war dabei nur eine *zunehmende Spannung der Bauchmuskulatur*. Dagegen waren die *Einstellbewegungen* recht verschieden. Meistens bestanden sie in einem deutlich bemerkbaren Vorschieben des Bauches, verbunden mit einer geringeren Erweiterung der Flanken. Aber die Art und Weise, wie dies geschah, war nicht immer dieselbe. So wurde einmal ein starkes Vorschieben des unteren Teiles des Bauches, nach oben zu etwas abnehmend, beobachtet; während ein anderes Mal umgekehrt ein starkes Vorschieben des oberen Teiles des Bauches, nach unten zu abnehmend, festzustellen war. Bei einer anderen Versuchsperson wurde der Bauch zunächst etwas vorgeschoben, dann die Brust gehoben, bei gleichzeitigem Einziehen des Bauches. Ein anderes Mal wieder waren die Körperbewegungen kaum wahrnehmbar, und nur das *Spannen der Bauchmuskulatur* war deutlich zu fühlen.

Betrachten wir nun zuerst die vorhin geschilderte klangliche Veränderung des Tons, so zeigt diese ganz deutlich, daß die Atemstütze — jedenfalls in den Formen, die bei unserer Sitzung beobachtet wurden — nicht nur in einer Veränderung der Atmung besteht, sondern ebenfalls in einer Beeinflussung des eigentlichen Stimmorgans, der Stimmlippen. Für das stimmphysiologisch geschulte Ohr konnte kein Zweifel darüber bestehen, daß beim Einsetzen der Atemstütze die Veränderung der Stimmlippenfunktion eintrat, die ich in meiner „Theorie und Technik des Singens und Sprechens" (S. 186 f.) als *Zunahme der „Kompression"* bezeichnet habe, und die von anderen Stimmforschern als *festerer Stimmverschluß* bezeichnet wird. Hieraus erklärt sich zwanglos nicht nur die klangliche Veränderung des Stimmtons und die Beseitigung der Überluft, sondern auch die stärkere *Spannung der Ausatmungsmuskulatur*, die notwendigerweise stattfinden muß, um den Atem durch die verengte Stimmritze zu treiben. Ob gleichzeitig eine Beeinflussung des ganzen Kehlkopfes, etwa ein Nach-unten-Spannen desselben stattfindet, wie von Thausing behauptet, wurde nicht untersucht und muß somit späteren Untersuchungen vorbehalten bleiben.

Die auch von anderer Seite gemachte Beobachtung, daß beim gestützten Ton die Bauchwände langsamer einsinken als beim ungestützten, hat zu der allgemein verbreiteten Auffassung geführt, daß dies langsame Einsinken durch *Zurückhalten der Luft vermittels der Einatmungsmuskulatur* bewirkt wird. Diese Behauptung läßt sich jedoch nicht aufrechterhalten. Ein solches Zurückhalten, eine sparsamere Luftzufuhr *zu* den Stimmlippen müßte unbedingt zu einer Abschwächung des Tons führen, während in allen Fällen doch gerade umgekehrt eine Kräftigung des Tons beobachtet wurde. Das langsamere Einsinken der Bauchwände beim Stützen ist vielmehr die natürliche Folge des festeren Stimmlippen-Ventilverschlusses, der mit Notwendigkeit zu einem langsameren Entweichen der Luft *durch* die verengte Stimmritze führen muß. Auch die Beseitigung der Überluft kann nur durch eine Veränderung der Stimmritze, nie durch Zurückhalten der Luft erklärt werden.

Wir sehen also, daß alle bei sämtlichen Versuchspersonen beobachteten Erscheinungen: 1. die Veränderung des Toncharakters, 2. die längere Dauer des Tons, 3. die stärkere Spannung der Ausatmungsmuskulatur und 4. das langsamere Einsinken der Bauchwände, dazu noch 5. die Beseitigung etwa vorhandener Überluft — restlos durch die *Kompressionszunahme der Stimmlippen in Verbindung mit einem stärkeren Ausatmungsdruck* erklärt werden können. Wenn wir also eine Definition der Atemstütze geben wollen, die alle gemeinsam beobachteten Vorgänge berücksichtigt und dabei von den individuellen Verschiedenheiten der Ausführung absieht, so müßte diese Definition, wie schon S. 5 angegeben, folgendermaßen lauten: *Unter Atemstütze verstehen wir den festen Druck der Luft gegen die fast geschlossenen Stimmlippen.*

Wir haben hier also einen typischen Fall vor uns, wo die subjektive Empfindung des Sängers zu einer irrigen Auffassung Anlaß gibt. Das langsamere Ausströmen der Luft in Verbindung mit der sich beim idealen Ton vielfach einstellenden Empfindung des Einsaugens erweckt beim Sänger die Vorstellung, als würde die Luft durch die Einatmungsmuskulatur zurückgehalten, während tatsächlich umgekehrt die Luft stärker gegen die Stimmlippen getrieben wird. Eine richtige, den tatsächlichen Vorgängen entsprechende Empfindung der „*Luftstütze*" erhalten wir aber, wenn wir beim gestützten Ton die Stimmritze plötzlich öffnen, ohne dabei die Luft zurückzuhalten. Die Luft strömt dann momentan und gewaltsam hinaus unter Bildung eines stöhnenden, ächzenden Lautes, wie von ARMIN, THAUSING und IRO beschrieben; und man hat dabei tatsächlich die Empfindung, als sei dem Ton die Stütze plötzlich entzogen worden. Diesen stöhnenden Tonabsatz kann man vielfach bei italienischen Sängern besonders an dramatischen Stellen beobachten, und er liefert somit den Beweis dafür, daß diese Sänger jedenfalls bei den betreffenden Tönen, den Atem auf solche Weise gestützt haben.

Von den Stützerscheinungen, die wir bei der Sitzung untersuchten, haben wir noch das *Herauspressen des Bauches* zu besprechen, das sich bei der Mehrzahl der Versuchspersonen zeigte. Dies Herauspressen kann vermutlich nur durch Anspannen des Zwerchfelles zustandekommen. Was soll aber ein solches Anspannen bezwecken ? Das Zwerchfell ist ja ein Einatmungsmuskel; warum also dieses bei der Ausatmung spannen ? Die Beantwortung dieser Frage ist nicht so ganz einfach. Die allgemein verbreitete Auffassung, das Zwerchfell müsse gespannt werden, um die Luft von den Stimmlippen zurückzuhalten, kann nach dem oben Gesagten nicht zu Recht bestehen. Wozu aber dann dies Spannen des Zwerchfelles gegen die Bauchmuskulatur ? Die Atemluft befindet sich ja in den Lungen *oberhalb* des Zwerchfelles und wird somit durch das Zusammendrücken der *unterhalb* des Zwerchfelles gelegenen Organe gar nicht beeinflußt. Dieses Zusammenpressen (eine Art Bauchpresse) scheint somit eine völlig überflüssige Kraftvergeudung zu sein, insbesondere beim Stützen, wo die Bauchmuskulatur sowieso eine größere Arbeit zu leisten hat, um die Luft durch die verengte Stimmritze hinauszutreiben. Der Vorteil dieser Kraftvergeudung soll angeblich darin bestehen, daß dadurch die *Regulierung* der bei der Stimmgebung verwendeten Atemluft ermöglicht wird. Eine solche „*Atemregulierung*‟ wäre natürlich besonders beim Textsingen von Bedeutung, da hier die Dichte des Stimmverschlusses sich immerfort ändert. Bei gut „komprimierten‟ Tönen ist die Stimmritze fast völlig geschlossen, während sie sich bei den stimmlosen Konsonanten öffnet und sich bei den stimmhaften Konsonanten meistens ebenfalls etwas erweitert. Um diesem fortgesetzten Wechsel des Stimmverschlusses Rechnung zu tragen, müßte dieser Theorie zufolge, die Spannung der Ein- und Ausatmungsmuskulatur derart gegeneinander abgewogen werden, daß bei Zunahme des Widerstandes in der Stimmritze die Ausatmungsmuskulatur,

bei Abnahme derselben die Einatmungsmuskulatur stärker gespannt würde. Diese Erklärung, die auch ich seinerzeit in meiner
„Theorie und Technik" vertreten habe, ist logisch wohl unangreif-
bar. Nur fragt es sich, ob es wirklich nötig ist, einen so großen und
komplizierten Apparat in Tätigkeit zu setzen, um unnötigen Luftverbrauch zu verhindern, oder ob das gleiche Resultat nicht leichter
und besser zu erreichen ist durch eine *verfeinerte Tätigkeit* der viel
kleineren und leichter beweglichen *Stimmlippen*.

Die letzte Auffassung wird von mehreren modernen Stimmforschern (THAUSING, SCHWARZ, IRO, BECKER usw.) vertreten. Auch
ich bin durch Beobachtungen, die ich an deutschen und italienischen Schulen gemacht habe, zu der Überzeugung gekommen, daß
eine solche, in der Stimmritze stattfindende Luftregulierung nicht
nur möglich, sondern für das Textsingen von ausschlaggebender
Bedeutung ist. M. E. besteht der Unterschied zwischen der deutschen und der italienischen Stütze gerade darin, daß der Italiener
das zu starke Ausströmen der Luft durch die Stimmritze dadurch
verhindert, daß er die Stimmritze viel weniger und immer nur blitz-
artig öffnet, während der Deutsche mehr dazu neigt, diese Regulierung mittels der Einatmungsmuskulatur vorzunehmen. Dies
dürfte wohl mit dem Charakter der beiden Sprachen zusammen-
hängen. Der Italiener spricht im Gegensatz zum Deutschen fließender, mit gleichmäßigerem Luftdruck, er bildet die stimmhaften
Konsonanten wesentlich „komprimierter" und hat eine Abneigung
gegen das starke Öffnen der Stimmritze während des Sprechens
und Singens [1]. Im Gegensatz hierzu hat der Deutsche die Neigung,
die einzelnen Silben herauszustoßen, gleichsam abzuhacken, also
nicht mit gleichmäßigem, sondern mit immer wechselndem Luftdruck zu sprechen. Daß diese Sprechart, auf den Gesang übertragen, nicht so günstig ist, wie die gleichmäßig fließende italienische Silbenbildung, dürfte einleuchten.

Die Beobachtung, daß ein Teil des Rumpfes (Brust oder Bauch)
während der Tongebung Einatmungsbewegungen ausführen kann,
hat zuweilen zu der Auffassung geführt, daß man gleichzeitig mit
der Brust einatmen und mit dem Bauch ausatmen könne, oder um-

---

[1] Ich habe diese Frage instrumentell untersucht und gefunden, daß die
Neigung, die stimmlosen Konsonanten teilweise stimmhaft zu bilden im
Italienischen viel größer ist als im Deutschen. (Vgl. auch den Mangel der
gehauchten p, t, k und des h in der italienischen Sprache.)

gekehrt. Dies ist jedoch physikalisch unmöglich, da wir ja nur *einen* Weg haben, durch den die Luft *entweder* aus- *oder* einströmen kann, aber natürlich nicht beides gleichzeitig. Die Erweiterung eines Teiles des Rumpfes während der Tongebung ist überhaupt nur bei entsprechender Verengung an anderer Stelle möglich; sonst würde die Ausatmung sich ja in eine Einatmung umwandeln und der Ton sofort aufhören. Lokale Einatmungsbewegungen während der Tongebung führen also lediglich zu Veränderungen der *Form* der Lungen, was den Ergebnissen der Stimmkunde zufolge (vgl. „Theorie und Technik" S. 283 f.) keinen wesentlichen Einfluß auf den Ton haben kann.

Aus obigem ergibt sich, daß wir bei der Tongebung unter *Luft- oder Atemstütze* nur das *Stützen der Luft gegen die Stimmlippen* zu verstehen haben. Alle übrigen Bewegungen und Einstellungen des Rumpfes, die wir bei unseren Versuchspersonen beobachteten: das Heben des Brustkorbes, das Vorschieben des Bauches, die Erweiterung der Flanken usw. scheinen mit der Funktion der Atemstütze an sich nichts zu tun zu haben. Sie dürften teils rein subjektiver Natur sein, teils anderen Zwecken dienen.

Obige Definition der Atemstütze gilt nur für die *Tongebung,* bei der die Stimmlippen so stark geschlossen sind, daß sie dem Luftstrom genügend Widerstand leisten können. Beim Sprechen und Singen wird aber die Tongebung fortwährend durch die *stimmlosen Konsonanten* unterbrochen, bei denen die Stimmritze völlig offen steht. Es fragt sich deshalb, was bei diesen kleinen Stimmpausen aus der Atemstütze wird. Untersuchen wir zu diesem Zweck unsere stimmlosen Konsonanten, so sehen wir, daß auch bei ihnen Verengungen oder Verschlüsse stattfinden, die den Luftstrom aufhalten und somit zu einer Stauung der Luft führen. Wir können also auch bei den stimmlosen Konsonanten eine Atemstütze erzeugen ganz derselben Art wie bei der Tongebung, nur mit dem Unterschied, daß die Luft sich hier nicht gegen die Stimmlippen, sondern gegen die betreffende Artikulationsstelle stützt. Die beiden Formen der Atemstütze können wir demnach als *Tonstütze* und als *Artikulationsstütze* bezeichnen. Sie ergänzen sich beim Textgesang und bewirken, daß der Atem bei diesem durchgehend gestützt werden kann.

Hiermit dürften die Begriffe Atem-, Ton- und Artikulationsstütze klargestellt sein. Fragen wir aber weiter, was wir unter

Kopf-, Brust-, Bauch-, Halsstütze usw. zu verstehen haben, so werden wir sehr bald erkennen, daß wir hier nicht mehr so sicheren Boden unter den Füßen haben; denn, abgesehen von den Bauchmuskeln, die die Atemluft zusammenpressen und dadurch tatsächlich zur Stützfunktion beitragen, fehlen uns an allen anderen Stellen Organe, die eine wirkliche Stütze des Tons zu Wege bringen könnten.

Daß die Bauchmuskel-Spannungen die Empfindung hervorrufen können, die Stütze finde tatsächlich im Bauche statt, ist begreiflich; und damit dürfte auch eine genügende Erklärung des Ausdruckes *Bauchstütze* gegeben sein. Was aber die *Kopf-* und *Bruststütze* betrifft, dürfte der Umstand, daß die Vorgänge im Kehlkopf, wenn sie richtig und naturgemäß verlaufen, nie dort, sondern an ganz anderen Körperteilen empfunden werden, zu diesen Benennungen geführt haben. Eine ganz ähnliche Erscheinung ist uns von den Registern her bekannt, wo die in den Stimmlippen stattfindende Funktion (s. näheres S. 28) empfindungsmäßig in den Kopf und in die Brust verlegt wird und dadurch zu den Bezeichnungen Kopf- und Bruststimme Anlaß gegeben hat. In ähnlicher Weise dürften die Ausdrücke Kopf- und Bruststütze entstanden sein; indem die Atemstütze als Kopfstütze empfunden wird, wenn sie in Verbindung mit der schlanken Stimmlippenfunktion (Kopfstimme) auftritt, während man sie in Verbindung mit der dickeren Stimmlippenfunktion (Bruststimme) als Bruststütze empfindet.

Hiermit sind wir bei der dritten der anfangs gestellten Fragen angelangt: ob die Atemstütze *stimmbildnerischen Wert* hat oder nicht. Diese Frage muß entschieden bejaht werden, wenn wir unter Atemstütze den oben beschriebenen Druck der Luft gegen die Stimmlippen bzw. gegen die Artikulationsstelle verstehen. In dieser Ausführung ist die Atemstütze für den Kunstgesang nicht nur wertvoll, sondern geradezu unentbehrlich. Sie entspricht dem „Strich" des Geigers; und wie der Geigenton an Qualität einbüßt, sowie der Strich zu wünschen übrig läßt, so wird auch der Gesangston wackelig und brüchig, wenn die Atemstütze versagt.

Aber auch noch aus einem anderen Grunde ist die Atemstütze von größter Bedeutung. Jeder Sänger sucht unwillkürlich nach einer Stütze für den Ton; und wenn er nicht die richtige Stütze findet, versucht er, sie auf andere Weise zu gewinnen, wodurch er nur allzu leicht in allerlei Halsspannungen gerät, die die Schönheit des Tons beeinträchtigen. Findet er nun bei diesem Herumsuchen zufällig die richtige Atemstütze, so kann eine höchst gefährliche Koordination zwischen richtiger und falscher Stütze entstehen; und bei der Bemühung, die falsche „Halsstütze" zu beseitigen, kann es sich ergeben, daß auch die richtige Stimmlippenstütze verloren geht. In solchen Fällen wird der Sänger sich mit doppelter Zähigkeit an die Halsstütze klammern, denn ohne diese scheint ihm jeder Halt genommen zu sein.

Hieraus wird verständlich, weshalb es nicht immer ungefährlich ist, vorhandene Halsspannungen zu beseitigen, und weshalb der Ton bei diesem Versuch leicht seine Stütze einbüßen kann. Ein solches Versagen der Stimme wird dann meistens dem Lehrer zur Last gelegt, was aber nicht immer gerechtfertigt ist. Denn, wenn es in der Regel auch besser sein wird, die falsche Halsstütze zu beseitigen, ohne die richtige Stütze dadurch ins Schwanken zu bringen, so kann es auch Fälle geben, wo solche mit der Atemstütze koordinierte Halsspannungen nur auf Kosten der Atemstütze beseitigt werden können, und wo die richtige Stütze erst hinterher von neuem aufgebaut werden muß.

Die Atemstütze ist, wie gesagt, die notwendige Grundlage für den Kunstgesang, insbesondere für das legato; und zwar ist es äußerst wichtig, daß der Ton während seiner ganzen Dauer gestützt bleibt und nicht, wie man es leider so oft hören kann, gegen Ende seine Stütze verliert. Die Stütze darf sich auch nicht ausschließlich auf die *Vokale* beschränken; sondern auch die *stimmhaften Konsonanten* müssen genau so gestützt werden, wie die Vokale. Und bei den *stimmlosen Konsonanten* muß die Artikulationsstütze einsetzen, so daß die Stütze auch nicht einen Augenblick verloren geht. Dies erfordert natürlich eine sehr sorgfältige Behandlung der Konsonanten, was in keiner Stimmbildungsschule außer acht gelassen werden sollte (s. näheres S. 69 ff.).

Was nun den *Wert der verschiedenen Körperstützen*, wie Kopf-, Brust- und Bauchstütze betrifft, so kommt es natürlich darauf an, was wir unter diesen Namen verstehen. Wenn wir sie nur als empfindungsmäßiges Verlegen der Atemstütze an die betreffenden Körperstellen auffassen, so gilt für sie natürlich dasselbe, was soeben von der Atemstütze gesagt wurde. Wenn aber diese verschiedenen Stützen mit besonderen Muskelspannungen an den betreffenden Stellen verknüpft sind, dann ist ihr stimmbildnerischer Wert mehr als problematisch. Jedenfalls muß vor jeder Übertreibung in dieser Hinsicht gewarnt werden. Die übereinstimmenden Erfahrungen mehrerer Wissenschaftler, wie NADO-LECZNY, STERN u. a., die diese Frage instrumentell untersuchten, haben denn auch ergeben, „daß übertriebene Stützbewegungen sehr oft auf eine nicht schöne und nicht richtige Stimmgebung hinweisen" (STERN, a.a.O. S. 31).

4. Der heutige Stand der Registerfrage.

Die Registerfrage gehört zu den Problemen, zu deren Klärung die moderne Stimmforschung am meisten beigetragen hat; denn, wenn auch noch nicht alle strittigen Punkte endgültig aufgeklärt werden konnten, so ist seit den bahnbrechenden experimentellen Untersuchungen von JOHANNES MÜLLER und der Erfindung des Kehlkopfspiegels durch GARCIA in der Mitte des vorigen Jahrhunderts doch so viel Material zusammengetragen worden, daß eine einigermaßen fest fundierte, wissenschaftlich begründete *Registertheorie* aufgestellt werden kann.

Das erste und wichtigste Ergebnis dieser Forschungsarbeit dürfte die Erkenntnis sein, daß die Register der menschlichen Stimme *keine resonatorischen Erscheinungen* sind, daß sie also mit Brust- und Kopfresonanz und dgl. grundsätzlich nichts zu tun haben, sondern ausschließlich auf der *verschiedenartigen Tätigkeit der Stimmlippen beruhen.* Dadurch wird es uns möglich, eine klare und unzweideutige *Definition des Registerbegriffes* zu geben. Diese lautet: unter Register verstehen wir die *Gesamtheit der Stimmtöne, die mit ein und demselben Schwingungsmechanismus der Stimmlippen gebildet werden.*

Die Vorteile, die eine so einfache und klare Formel bietet, sind nicht hoch genug zu bewerten. Und die Versuche, die immer noch von verschiedener Seite gemacht werden, alle möglichen anderen Stimmerscheinungen, wie *Glottisform, Kehlkopfstellung, Luftverbrauch, Tonführung, Vibrationsbezirke, Obertöne, Brust- und Kopfresonanz* und dgl.[1] in die Definition mit einzubeziehen, können nicht energisch genug zurückgewiesen werden. Denn durch eine

---

[1] Vgl. besonders HUGO STERN: „Die Notwendigkeit einer einheitlichen Nomenklatur für die Physiologie, Pathologie und Pädagogik der Stimme". Berlin, Wien 1928, S. 71 f.

solche Verquickung von Wesentlichem und Unwesentlichem geht die gewonnene Klarheit wieder verloren, und das Registerproblem versinkt von neuem in einem unentwirrbaren Wust von Nebenerscheinungen. Die Vertreter allzu weitläufiger Registerdefinitionen sollten sich doch einmal die Frage stellen, ob ein Register ihrer Ansicht nach dasselbe bleibt oder ein anderes wird, wenn nur *einer* dieser Nebenfaktoren sich ändert, während der Schwingungsmechanismus der Stimmlippen und alle übrigen Nebenfaktoren unverändert bleiben. Sind sie der Meinung, daß das Register trotz der stattgefundenen Veränderung *dasselbe* bleibt, so geben sie ja damit zu, daß der betreffende Faktor für die Registerbestimmung bedeutungslos ist. Meinen sie hingegen, daß durch jede solche Teilveränderung ein *neues Register* entsteht, so ist leicht auszurechnen, daß, wenn wir von den oben erwähnten acht Faktoren jeweils nur zwei Möglichkeiten in Betracht ziehen, wir nicht weniger als 256 verschiedene Register erhalten, was doch wohl niemand für einen Vorteil ansehen würde.

Gewiß ist es wertvoll, gelegentlich auch die *Nebenerscheinungen* zu untersuchen und ihre Beziehung zu den Registern nachzuprüfen. Es wird sich dabei herausstellen, daß einige von ihnen *notwendige Folgen* der Stimmlippentätigkeit, andere mehr oder weniger *häufig vorkommende* aber nicht unbedingt notwendige *Begleiterscheinungen* sind, und daß andere wiederum *nach Belieben mit den Registern verknüpft* werden können oder nicht. Von der Definition der Register müssen jedoch alle solche *Kombinationsmöglichkeiten* im Interesse einer Klärung des Problems unbedingt ferngehalten werden. Sonst finden wir aus dem Wirrwarr nie hinaus.

Untersuchen wir nun die Register von diesem Gesichtspunkte aus, so sehen wir, daß die Möglichkeit, verschiedene Register zu bilden, in erster Linie darauf beruht, daß die Stimmlippen keine toten Körper sind, wie z. B. die Saiten unserer Musikinstrumente, die nur durch einen äußeren Zug gespannt werden können, sondern daß sie von einem Muskel, dem sog. *Stimmlippenmuskel* gebildet werden, der sich während der Tongebung in gespanntem oder ungespanntem Zustand befinden kann.

Auf dieser Verschiedenheit der Spannung beruht gerade der Unterschied zwischen den beiden *Grundregistern*, die wir gewohnt sind als „*Brustregister*" bzw. „*Bruststimme*", und „*Kopfregister*"

bzw. „*Kopfstimme*" zu bezeichnen. Und zwar wird bei der Bruststimme der Stimmlippenmuskel gespannt und die Stimmlippe infolgedessen dick und wulstig, wie jeder gespannte Muskel, während
der Stimmlippenmuskel bei der Kopfstimme ungespannt bleibt,
und die Stimmlippen nur von außen gespannt werden, wodurch
die hautige Kante der im passiven Zustand dreieckigen Stimmlippe
scharf ausgezogen wird.

Hieraus ergibt sich wieder die völlig verschiedene Schwingungsart der Stimmlippen bei den zwei Grundregistern. Beim *Brustregister* schwingen die Stimmlippen dick und wulstig in ihrer ganzen
Länge, Dicke und Breite, in ähnlicher Weise wie unsere Mundlippen
beim sog. Kinder-, Kutscher- oder Lippen-r. Der Ton wird dadurch
bei genügendem Luftdruck voll und massig, bei ungenügendem
Luftdruck, je nach dem Stärkegrad scharf und kratzig oder gepreßt und knarrend. Im Gegensatz hierzu schwingen beim *Kopfregister* nur die scharf ausgezogenen Stimmlippenränder, wodurch
ein schlankerer, leichterer, aber, jedenfalls in der Tiefe und Mittellage, nur wenig verstärkungsfähiger Ton entsteht. Auch der Höhenunterschied der beiden Register läßt sich aus der genannten Span-
nungsverschiedenheit unschwer erklären; denn für schwingende
Lippen gilt, genau wie für schwingende Saiten, das Gesetz, daß
die Tonhöhe in umgekehrterem Verhältnis zur schwingenden
Masse steht.

Wir sehen also, daß die beiden Grundregister mit Kopf und
Brust gar nichts zu tun haben. Die alten Benennungen „Bruststimme" und „Kopfstimme", die dadurch entstanden sind, daß die
Vibrationen bei den tieferen Tönen mehr in der Brust, bei den
höheren Tönen mehr im Kopf verspürt werden, müssen somit nicht
nur theoretisch als irreführend, sondern für die Praxis geradezu als
verhängnisvoll bezeichnet werden, weil sie immer wieder zur Verwechslung mit der Brust- und der Kopf*resonanz* Anlaß geben. Ich
habe deshalb in meiner „Theorie und Technik" (S. 175) den Vorschlag gemacht, die den physiologischen Vorgängen besser entsprechenden Benennungen: „*Vollregister*" und *Randregister*" einzuführen. Falls also niemand bessere Bezeichnungen vorzuschlagen
hat, möchte ich dringend empfehlen, diese unzweideutigen Namen
sowohl beim Unterricht, wie auch bei sachlichen Diskussionen zu
verwenden.

Das Randregister wird bei den Männerstimmen auch vielfach

„*Falsett*" genannt (aus dem italienischen falsetto = falsch), in der richtigen Erkenntnis, daß seine Töne einen zu weiblichen Charakter haben, um von der Männerstimme angewandt zu werden, abgesehen von gewissen Ausnahmefällen, wo im piano oder pianissimo der dem Falsett eigentümliche sanfte, milde Klang ausdrücklich erzielt werden soll.

Außer den beiden Grundregistern haben wir nun noch verschiedene andere Register, die für die Gesangspraxis von größerer oder geringerer Bedeutung sind; und zwar gibt es solche sowohl zwischen den Grundregistern, wie auch oberhalb und unterhalb derselben.

Betrachten wir zunächst die höher gelegenen Register, so stoßen wir hier auf das sog. „*Kurzregister*"[1]. Physiologisch entsteht es dadurch ,daß ein Teil der Stimmlippen, meistens deren hinterer Teil, einen „*Vollverschluß*" bildet, so daß nur der übrige Teil in Schwingungen geraten kann. Daß dadurch höhere Töne erzeugt werden können, als mit dem gewöhnlichen Randregister, dürfte aus dem Vergleich mit der Art und Weise, wie man bei den Streichinstrumenten die Tonhöhe ändert, unmittelbar verständlich sein. Dieses Register ist es denn auch, das die Koloraturhöhe der Frauenstimme ermöglicht. Von Männern wird es wohl kaum je verwendet, außer von Frauenimitatoren.

Ein noch höheres Register habe ich in der Schule des bekannten Berliner Stimmbildners Paul Bruns kennengelernt. Die Töne dieses höchsten Registers entwickeln sich aus den Geräuschen, die entstehen, wenn man die scharf ausgezogenen Stimmlippenränder fest aneinander preßt, wobei der Verschluß jedoch nicht so fest sein darf, daß hier und da nicht doch noch Luft hindurchbrechen kann. Die so entstandenen Töne sind sehr hoch und piepsend; sie können bei den Männerstimmen bis in die viergestrichene, bei Frauenstimmen bis in die fünfgestrichene Oktave hinaufreichen. Auch aus dem *Knarren* können diese Töne entstehen, wenn man bei weiter Kehle das Knarrgeräusch in die Höhe führt. Über die Entstehung dieser Töne kann kaum ein Zweifel bestehen: Beim Herausplatzen der Luft zwischen den scharf ausgezogenen Stimmlippenrändern bilden sich zweifellos ganz kleine Stimmritzen, die noch wesentlich kürzer sind als die etwa auf halbe Länge reduzierte Stimmritze des Kurzregisters. Die so entstan-

---

[1] Vgl. Theorie und Technik, S. 180.

denen Töne wurden von BRUNS „Partialtöne“ genannt, ein Ausdruck, der jedoch nicht gutzuheißen ist, da wir sonst unter Partialtönen nur die Bestandteile eines zusammengesetzten musikalischen Tons verstehen, während es sich hier um selbständig hervorgebrachte, wenn auch sehr hohe, Töne handelt. Da diese durch einen besonderen Schwingungsmechanismus der Stimmlippen zustande kommen, so dürfte es berechtigt sein, sie als ein eigenes Register aufzufassen; und, da dabei nur ganz kleine Teile der Stimmlippen schwingen, wäre es vielleicht angemessen, dies Register als „*Teilregister*“ oder, wenn man sich der BRUNS'schen Terminologie anschließen will, als „*Partialregister*“ zu bezeichnen.

Wie wir imstande sind, Töne oberhalb des Randregisters zu bilden, so können wir auch Töne unterhalb des Vollregisters hervorbringen. Am bekanntesten dürfte wohl der sog. *Strohbaß* sein. Hier handelt es sich jedoch anscheinend nicht um ein eigenes Register, sondern nur um eine ungewöhnliche *Vertiefung des Vollregisters*, wie sie nach Erkältung, Alkoholgenuß (Bierbaß) od. dgl. vorkommt, aber auch durch besonderes Trainieren der Stimme künstlich gezüchtet werden kann, wie es besonders bei den russischen Bässen der Fall sein soll.

Ein wirklich selbständiges Tiefregister habe ich aber ebenfalls in der BRUNS'schen Schule kennen gelernt. Wenn man auf die feine, schlanke Komprimierung der Töne in der tieferen Mittellage hinarbeitet, kann es vorkommen, daß der Ton plötzlich um eine Oktave nach unten schlägt. Der so entstandene, sehr feine *Brummton* kann allein oder mit dem höheren Ton zusammen anklingen. Wie ist diese, von BRUNS als „*Oktavieren*“ bezeichnete Erscheinung zu verstehen? Es läßt sich wohl kaum eine andere Erklärung dafür denken, als daß die Schwingungen durch das starke Zusammendrücken der Stimmlippen derart beeinträchtigt werden, daß jede zweite Schwingung ausfällt oder stark abgeschwächt wird. Dies würde sowohl das alleinige Erklingen des Brummtons, wie auch das bisweilen vorkommende gleichzeitige Erklingen beider Töne erklären. Ein paarmal ist es mir sogar gelungen, die Subdominante der unteren Oktave in dieser Weise hervorzubringen, was sich etwa dadurch erklären ließe, daß nur jede dritte Schwingung voll·ausschlägt, während die dazwischenliegenden zwei Schwingungen stark abgedämpft werden. Dies tiefste aller Register, das weit in die Kontraoktave herunterreicht, und das man vielleicht im Anschluß an BRUNS als „*Oktavier-Register*" bezeichnen könnte, dürfte vorläufig nur wissenschaftliches Interesse haben. Ob es je gelingen wird, es praktisch auszubilden und somit musikalisch brauchbare Töne von wunderbarer Tiefe zu erzeugen, muß die Zukunft zeigen.

Noch größeres Interesse für die praktische Stimmbildung als die bisher besprochenen ganz hohen und ganz tiefen Register haben die *registerartigen Umstellungen*, die zwischen den beiden Grundregistern möglich sind, und die den Sänger befähigen, allmählich von einem Grundregister in das andere überzugehen und somit gewissermaßen eine Brücke zwischen beiden zu schlagen. Diese Umstellungen beruhen auf der Fähigkeit des Stimmlippenmuskels, sich *mehr oder weniger* spannen zu lassen. Wie wir gesehen haben, kommt das Vollregister durch die Spannung des Stimmlippenmuskels zustande. Diese Spannung braucht jedoch nicht immer mit voller Kraft einzusetzen, sondern es sind verschiedene Spannungsgrade möglich. Wenn nun der Stimmlippenmuskel nicht ganz, sondern nur teilweise gespannt wird, so nehmen die Stimmlippen eine entsprechend dünnere Form an, und ihre Schwingungsart ist dementsprechend eine andere.

Die so entstandenen Töne, die nicht den vollen, massigen Charakter der echten, *unverdünnten* Vollregistertöne aufweisen, sondern einen etwas leichteren, schlankeren Klang haben, werden von einigen Stimmbildnern noch immer als Brustregister bezeichnet, während andere sie als ein Register für sich, als das sog. „*Mittelregister*" auffassen. Diese Uneinheitlichkeit in der Bezeichnung führt natürlich zu beständigen Mißverständnissen, so wenn Vertreter der ersten Auffassung behaupten, alle wirklich guten Gesangstöne müßten mit dem Brustregister genommen werden, während die Vertreter der zweiten Auffassung mit dem gleichen Recht die Meinung vertreten, das Brustregister (d. h. das reine, unverdünnte) sei aus dem Kunstgesang überhaupt zu verbannen. Ebenso wird dadurch verständlich, wie es möglich ist, daß einige Gesangsmeister die Zweiregister-Theorie (Brust- und Kopfstimme), andere die Dreiregister-Theorie (Brust-, Mittel- und Kopfstimme) vertreten.

Mit dem Nachweis eines Mittelregisters ist die Zahl der Register noch nicht erschöpft. Die Spannung des Stimmlippenmuskels kann nämlich auch in mehreren Stufen vor sich gehen, was wiederum zu mehreren Zwischenformen führt; und so wird vielfach ein *tieferes* und ein *höheres Mittelregister* unterschieden. Natürlich sind auch noch mehr Abstufungen möglich, wodurch dann noch mehrere Übergangsregister entstehen können. Dies erklärt, weshalb unter den Stimmbildnern so viele abweichende Auffassungen in bezug auf die Zahl der Register anzutreffen sind.

Aus der Tatsache, daß der Stimmlippenmuskel gradweise gespannt werden kann, sind auch die beiden Erscheinungen zu erklären, die allgemein als Registerausgleich und Registermischung bekannt sind. Unter *Registerausgleich* verstehen wir die Fähigkeit, von einem Register in ein anderes überzugehen, ohne daß dieser Wechsel deutlich zu hören ist. Der Übergang vom Rand- zum Vollregister z. B. vollzieht sich dabei in der Weise, daß die Spannung des Stimmlippenmuskels zunächst so vorsichtig einsetzt, daß diese feine Umstellung kaum zu bemerken ist. Ganz allmählich wird der Stimmlippenmuskel dann immer mehr gespannt, ohne daß der Wechsel zwischen den verschiedenen Spannungsgraden wahrnehmbar wird. Dieser vielfach als *Registermischung* bezeichnete Vorgang darf nicht verwechselt werden mit der *Registerkreuzung*, worunter das Übereinandergreifen der Register in der Tonleiter verstanden wird, d. h. die Fähigkeit, gewisse Töne (die sog. amphoteren Töne) in zwei oder gar in drei Registern nehmen zu können [1].

Das Wort „*Registermischung*", das in letzter Zeit eine gewisse Verbreitung gefunden hat, wird vielfach angefochten, und zwar mit Recht; denn es handelt sich ja dabei nicht um zwei von einander unabhängige Funktionen, die man beliebig miteinander mischen kann, etwa wie zwei Flüssigkeiten oder Luftarten. Vielmehr haben wir hier nur eine einheitliche Funktion: Die Spannung des Stimmlippenmuskels, die nur in verschiedenen Abstufungen erfolgt. Ausdrücke wie *Spannungsgrad*, *Schlankheitsgrad* od. dgl. wären demnach vorzuziehen. Das Wort „Registermischung" scheint denn auch mit der Vorstellung von Brust- und Kopfresonanz eng verknüpft zu sein, insofern man in dieser Verbindung von einer *brustigen* bzw. *kopfigen Mischung* spricht. Diese letzten Benennungen müssen jedoch als höchst gefährlich bezeichnet werden, da sie die alte Vorstellung von den Registern als Resonanzerscheinungen fördern. Wenn also z. B. von der „*jeweils richtigen Register-mischung*" gesprochen wird, so wäre es m. E. vorzuziehen, von dem

---

[1] Vgl. Theorie und Technik, S. 216.

,,*jeweils richtigen Schlankheitsgrad*'' des Tons od. dgl. zu sprechen. Diesen zu treffen, ist eine der Hauptbedingungen für eine ideale Tongebung, aber gleichzeitig auch eine der schwierigsten Aufgaben, die dem Sänger gestellt werden. Spannt man nämlich den Stimmlippenmuskel zu wenig, so wird der Ton zu ,,*kopfig*'' (im alten Sinne des Wortes), d. h. besser ausgedrückt zu ,,*randig*'', zu *dünn*, und es fehlt ihm an Durchschlagskraft. Und spannt man, um diesen Fehler zu vermeiden, den Stimmlippenmuskel zu stark, so wird der Ton zu ,,*brustig*'' (im alten Sinne), d. h. zu *massig*, zu *dick*, und die Gesundheit der Stimme wird auf die Dauer gefährdet.

Die Hauptschwierigkeit liegt beim Übergang vom reinen Randregister (Falsett) zu der dünnsten Form des Mittelregisters; denn hier handelt es sich nicht um die stärkere oder schwächere Spannung eines Muskels, sondern um eine völlige Entspannung (im Randregister) einerseits, und um eine, wenn auch geringe Spannung (im Mittelregister) andererseits. Hier, an den Berührungspunkten zwischen den beiden Grundregistern findet bei vielen unausgebildeten oder verbildeten Stimmen der sog. ,,*Registerbruch*'' statt, der darin besteht, daß der Ton unvermittelt von dem einen Register in das andere überschlägt. Dies ist um so verhängnisvoller, als gerade an dieser Stelle *der ideale registerausgleichende Stimmton* zu suchen ist. Gelingt es nämlich, den bösen Bruch zu vermeiden und den Übergang zwischen dem Nichtspannen und einem minimalen Spannen der Stimmlippen unmerklich und beherrscht zu vollziehen, so hat man den idealen Ausgangspunkt für den weiteren Verlauf der Registerarbeit gefunden.

Dieser *Register-Grenzton*, wie man ihn vielleicht nennen könnte, wird in gewissen modernen Schulen ,,*der primäre Ton*'' genannt, ein Ausdruck, der jedoch nicht gutzuheißen ist; denn ,,primär'' bedeutet ursprünglich, vom ersten Anfang an vorhanden, und dies ist der Register-Grenzton ja in den meisten Fällen durchaus nicht. Vielmehr muß er gewöhnlich erst künstlich in mühevoller Arbeit errungen werden. Unter ,,*dem primären Ton*'' verstehen wir außerdem in der Stimmkunde etwas ganz anderes, nämlich *den in der Stimmritze gebildeten, resonatorisch noch ungefärbten Ton*, ganz unabhängig von seinen sonstigen Qualitäten[1]. Wenn man heutzutage vielfach den Ausdruck findet: ,,*Stimmbildung auf Grundlage des primären Tons*'', so wäre es also richtiger, statt dessen zu sagen:

---

[1] Vgl. Theorie und Technik, S. 173.

„Stimmbildung auf Grundlage des Register-Grenztons"; denn das charakteristische für diese Richtung ist, daß sie vom Randregister ausgeht und von da aus versucht, den Register-Grenzton zu finden, welcher dann als Ausgangspunkt für die weitere Stimmbildung dient; ein Verfahren, das nicht leicht ist, aber, wenn es gelingt, die schönsten Resultate ergibt.

Wir haben oben gesehen, daß in bezug auf die Zahl der Register unter den Stimmbildnern sehr verschiedene Ansichten herrschen, indem einige behaupten, daß es zwei, andere, daß es drei, und wieder andere, daß es noch mehr Register gäbe. Dazu kommt noch eine ganze Gruppe von Stimmbildnern, die das Vorhandensein der Register überhaupt leugnen oder behaupten, es gäbe nur *ein* Register. Wie ist nun, sogar unter erstklassigen Stimmbildnern, eine solche, den Tatsachen völlig widersprechende Auffassung möglich? Jeder Stimmbildner muß doch bei der weitaus größten Zahl seiner Schüler unaufhörlich auf die vorhandenen Registerschwierigkeiten stoßen. Das grundsätzliche Leugnen der Register ist denn auch nur durch die völlige Unkenntnis der einfachsten stimmphysiologischen Vorgänge zu erklären. Solange es noch Stimmbildner gibt, die nicht einmal wissen, daß der Stimmton in der Stimmritze erzeugt wird, sondern den Entstehungsort irgendwohin in die Resonanzräume oder gar in das Zwerchfell verlegen, dürfen wir uns nicht wundern, wenn die Vorgänge in der Stimmritze gänzlich übersehen und die Register demnach als *„Resonanzstörungen"* od. dgl. aufgefaßt werden. Von diesen Stimmbildnern wird denn auch die *„Registermischung"* als eine Mischung von Brust- und Kopf*resonanz* erklärt, was natürlich auf einer völligen Verkennung des wirklichen Sachverhalts beruht.

Etwas ganz anderes als das grundsätzliche Leugnen der Register ist es; *das Einheits- oder Einregister als Endziel der Registerarbeit* anzustreben. Dieses Einheitsregister deckt sich zum Teil mit dem oben besprochenen Registerausgleich, aber doch nicht ganz; denn beim Registerausgleich bestehen die einzelnen Register noch nebeneinander als deutlich verschiedene Klanggepräge, und nur der Übergang von einem zum anderen ist derart fein ausgeglichen, daß er nicht mehr auffällt. Beim Einheitsregister hingegen ist der Ausgleich soweit getrieben, daß man die ursprünglichen Register überhaupt nicht mehr unterscheidet, und daß alle Töne, vom tiefsten bis zum höchsten, einen einheitlichen Charakter haben.

Das Einheitsregister herzustellen, sollte eigentlich das Ziel jeder Schule sein. Doch, da dies Ziel sehr schwer zu erreichen ist, begnügen sich viele damit, einen möglichst guten Registerausgleich zu schaffen. Es kann aber kein Zweifel bestehen, daß der ideale Ton nur durch das Einheitsregister erreicht werden kann.

5. Die Registertheorie in der Praxis des Stimmbildners.

Im vorigen Abschnitt wurde nur die theoretische Seite der Registerfrage behandelt. Im Anschluß daran wäre noch zu erörtern, welche Vorteile der praktischen Stimmbildungsarbeit aus der Registertheorie erwachsen.

Betrachten wir zunächst die beiden Grundregister: das Vollregister (Bruststimme) und das Randregister (Kopfstimme), so werden wir sehen, daß keins von ihnen in der naturgegebenen, ungeschliffenen Form für den Kunstgesang verwendbar ist. Beim *Randregister* ist, wie schon früher gesagt, der Stimmlippenmuskel ungespannt. Die Stimmlippe verhält sich deshalb wie ein toter, prismatischer Körper, der an beiden Enden straff angezogen wird. Ein solcher Körper zeigt beim Spannen eine, wenn auch geringfügige Verlängerung in der Zugrichtung. Dadurch wird er gleichzeitig etwas dünner, besonders in der Mitte. Dasselbe beobachten wir bei der Stimmlippe, wenn sie nur von außen, in der Längsrichtung gespannt wird. Dies hat nicht nur eine Verdünnung der Stimmlippe von oben nach unten zur Folge, sondern auch ein bogenförmiges Einziehen der freien Stimmlippenkante. Hieraus erklärt sich die bei diesem Register beobachtete „spindelförmige" Öffnung der Stimmritze.

Diese offene Stimmritzenform ist aber für den Kunstgesangston wenig günstig, weil die dafür erforderliche Luftverdichtung (Stauung) unterhalb der Stimmritze nur in ungenügendem Maße zustande kommt (vgl. S. 5 u. 18). Die künstlerische Verwendbarkeit des Randregisters beruht denn auch darauf, daß es möglich ist, diese konkave Form der Stimmlippenkante umzuändern, sodaß die Stimmlippen bei ihrem Zusammenschlagen die Stimmritze schließen. Eine solche „Verbesserung" des Randregisters ist, wie die praktisch-pädagogische Arbeit und die Beobachtung mit dem Kehlkopfspiegel übereinstimmend zeigen, tatsächlich möglich. Durch welche Muskeln dies geschieht, ist jedoch noch nicht mit Sicherheit festgestellt worden. Wahrscheinlich greifen hier gewisse

Querfasern des Stimmuskels ein, entweder solche, die senkrecht von oben nach unten gehen und somit durch ihre Spannung den Stimmlippenrand hinausdrücken, oder solche, die vom Stimmlippenrand nach unten, der unteren Oberfläche der Stimmlippen entlang laufen und durch ihre Spannung den Stimmlippenrand herunterziehen, so daß er nicht vom Luftdruck verdrängt werden kann. Leider wissen wir noch nicht genügend über die Struktur der Stimmlippen, um diese Frage mit Sicherheit beantworten zu können. Es wäre eine lohnende Aufgabe für einen Anatomen, hier Klarheit zu schaffen [1]. Was nun aber auch die Ursache sein mag, soviel steht jedenfalls fest, daß man durch eine besondere Stimmtechnik die spindelförmige Stimmritze zu einer linearen umbilden und gleichzeitig auch die Widerstandsfähigkeit der Stimmlippen gegen den Luftdruck von unten ganz erheblich steigern kann, was wiederum eine Kräftigung des Randregisters zur Folge hat.

Wie das „unkultivierte" Randregister, ist auch das „unkultivierte" *Vollregister* für den Kunstgesang ungeeignet, und zwar aus dem entgegengesetzten Grunde. Während nämlich ein toter Körper, den man von außen straff anzieht, in der Mitte dünner wird, findet das Entgegengesetzte statt, wenn ein Muskel durch einen Nervenreiz (Innervation), also von innen her gespannt wird. Er schwillt dann besonders in der Mitte an und wird dick und wulstig, so wie wir es bei der Spannung des Oberarmmuskels (Biceps) beobachten können. In gleicher Weise schwellen unsere Stimmlippen beim Vollregister durch das Spannen des inneren Stimmlippenmuskels an. Hierdurch werden die gegeneinander gerichteten, freien Seiten der Stimmlippen vorgewölbt (konvex), und, wenn ihre Endpunkte vorne am Schildknorpelwinkel und hinten an der frei beweglichen Spitze der Stellknorpel dicht aneinander liegen, so werden die mittleren, vorgewölbten Teile der Stimmlippen sich fest aneinander drücken. Es entsteht dadurch ein sehr fester Stimmverschluß, der bei geringem Luftdruck fast wie ein Vollverschluß wirkt.

Es ist lehrreich, zu beobachten, wie die verschiedenen Stimmen

---

[1] Von der älteren Literatur auf diesem Gebiet muß besonders hervorgehoben werden der Aufsatz von A. Jacobson: Zur Lehre vom Bau und der Funktion des Musculus thyreoarytaenoideus im Archiv für mikroskopische Anatomie, Bd. 29, 1887; angeführt von Thausing in seiner Sängerstimme S. 26 und Fig. 15.

sich unter diesen Umständen verhalten. Der energische „Draufgeher" wird den Ausatmungdruck einfach derartig steigern, daß der feste Stimmverschluß mit Gewalt durchbrochen wird. Es können in dieser Weise Töne von großer Kraft und Schönheit entstehen, die einem beim ersten Anhören vortäuschen können, man habe eine tadellos ausgebildete Stimme vor sich. Bei genauerer Prüfung zeigt sich aber bald ein anderes Bild. Solche Stimmen sind nämlich nicht fähig, den Ton abschwellen zu lassen. Verlangt man ein decrescendo von ihnen, so versagen sie völlig. Höheren Kunstansprüchen werden solche Kraftsänger erst genügen, wenn sie lernen, ihre *Stimmlippen abzuschlanken*, mit anderen Worten: vom reinen Vollregister zu einem schlanken Mittelregister überzugehen. Ganz besonders gefährdet sind solche Stimmen, wenn irgendeine Depression oder eine stimmliche Indisposition hinzutritt, bevor sie das Abschlanken erlernt haben. Eine Depression führt nämlich leicht zu einer Verringerung des Luftdruckes, was wiederum zur Folge hat, daß die Stimmlippen härter gegeneinander schlagen, als ihnen zuträglich ist; und bei stimmlicher Indisposition findet vielfach eine Anschwellung der Stimmlippen statt, was die gleiche Wirkung hat. Dadurch wieder nimmt die Indisposition zu, und so kann es schließlich zu ernstlichen chronischen Stimmstörungen kommen. In dieser Weise gehen viele gute Stimmen zugrunde, und das Resultat ist gleich betrüblich, ob sie nun von Natur aus eine übermäßige Neigung zum Vollregister hatten, oder ob diese Neigung erst in einer der gefährlichen Kraftschulen künstlich gezüchtet worden ist.

Auf der Wechselwirkung zwischen Vollregister und übermäßigem Luftdruck dürfte das sog. *Stauprinzip* beruhen. Die Anhänger dieser Richtung vertreten nämlich die Ansicht, daß alle Stimmen, sowohl die männlichen wie die weiblichen, vom Vollregister (Bruststimme) aus zu entwickeln seien. Die notwendige Voraussetzung für das Vollregister-Singen ist aber, wie wir eben gesehen haben, ein übermäßig großer Luftdruck, also eine starke Luftstauung, und die starke Luftstauung ist wiederum nur beim Vollregister möglich. Vollregister und übermäßiger Luftdruck gehören also eng zusammen und bedingen einander gegenseitig. Um die hierfür erforderliche Kraftleistung zustande zu bringen, ist aber eine sehr kräftige Konstitution nötig. Und es ist deshalb ganz folgerichtig, wenn THAUSING als Anhänger des Stauprinzips in seiner „Sängerstimme" den Stimmriesen als einziges Sängerideal aufstellt und S. 40 behauptet: „Die Sängerstimme ist erstens eine Kraft", und weiter (S. 41), „daß beim echten Gesang .... eine gewaltige Kraft aufgewendet wird, und daß somit der Sängergesang hinter anderen Arten von Athletik nicht zurücksteht". Daß eine gewisse Kraft für den Sängerberuf, besonders für die hochdramatischen Stimmgattungen, notwendig ist, soll nicht in Abrede gestellt werden; jedoch gibt es auch noch andere Ideale für den Kunstgesang, die nicht übersehen werden dürfen und die jedenfalls für die lyrischen Stimmgattungen mehr in Betracht kommen als athletische Kraft, nämlich Schönheit, Reinheit, Klarheit, Tragfähigkeit, Modulationsfähigkeit des Tons u. a. m., Eigenschaften die mit der athletischen Seite der Stimmtechnik nur wenig zu tun haben. Ich glaube nicht, daß man Sängerinnen wie JENNY LIND, ERIKA WEDEKIND, MIMI NAST, MARIA IVOGÜN, oder Sänger wie PATZAK, REHKEMPER als Stimmriesen bezeichnen kann, und doch wird wohl kaum jemand leugnen können, daß diese Künstler wirklichen „Sängergesang" leisten oder geleistet haben.

Eine andere Art, den übermäßig starken Stimmverschluß zu vermeiden, besteht im *Öffnen der Knorpelritze*. Bei diesem Verfahren, das man hauptsächlich bei zarteren, etwas kraftlosen Frauenstimmen antrifft, kann aber niemals ein gestützter Kunstton zustande kommen. Vielmehr strömt die Luft, wie wir S. 14 gesehen haben, dabei „wild" durch die Stimmritze aus, unter Bildung des fauchenden Flüstergeräusches.

Solche Stimmen geraten leicht in einen verhängnisvollen Teufelskreis. Um die Luft zurückzuhalten, werden nämlich allerlei Muskelspannungen vorgenommen. Dabei kann es dann leicht geschehen, daß auch der Stimmlippenmuskel in Mitleidenschaft gezogen wird. Durch die stärkere Spannung wölbt sich aber die Stimmlippe noch mehr vor, was das Übel vergrößert. Dazu können noch Spannungen der Schnürmuskulatur des Halses hinzutreten, wodurch der Ton außerdem halsig und gepreßt wird. Versucht man jetzt, alle diese Spannungen durch Entspannungsübungen zu beseitigen, so öffnet sich die Knorpelritze immer mehr, und die Stimmlippen verlieren völlig die Fähigkeit, sich zu schließen. Die beste Art, diesen Fehler zu beseitigen, dürfte sein, zur Randregisterfunktion zurückzukehren, wodurch die Stimmlippen ihre Ausbuchtung verlieren, und somit die Hauptursache für das Öffnen der

Knorpelritze wegfällt. Nachher muß man dann versuchen, das Randregister allmählich zu kräftigen, ohne in den alten Fehler des übermäßigen Spannens zurückzufallen, ein nicht ganz leichtes Verfahren, das in schwierigen Fällen viel Geduld erfordert.

Wir haben oben gesehen, wie der zu feste Stimmverschluß durch Sprengung oder durch Lösung des Verschlusses überwunden werden kann. Es gibt aber noch eine dritte Möglichkeit. Wenn nämlich der Luftdruck nicht genügend verstärkt wird und auch die Knorpelspitze sich nicht öffnet, tritt völlige Stimmlosigkeit (Aphonie) ein, weil dann überhaupt keine Luft mehr durch die Stimmritze entweichen kann. Dieser Fall ist natürlich verhältnismäßig selten, da die meisten unwillkürlich einen der obenerwähnten Wege einschlagen werden. Es mag daher von allgemeinem Interesse sein, wenn ich auf einen typischen Fall dieser Art etwas näher eingehe.

Eine Dame suchte bei mir Rat wegen einer eigentümlichen Stimmkrankheit. Sie hatte früher einen hohen Sopran gehabt und u. a. ohne Schwierigkeit die „Königin der Nacht" bis zum f_3 singen können. Jetzt ging das aber seit zehn Monaten nicht mehr. Ich bat sie nun, mir ein Lied vorzusingen. O nein, das könne sie gar nicht mehr! Nun, dann einen Ton! Auch das gehe nicht. Zuletzt ließ sie sich doch dazu herbei, einen Summton (m) zu versuchen. Aber auch dabei versagte die Stimme völlig. Es kam nur ein kleiner glucksender Laut heraus, der sofort erstickte. Es konnte kein Zweifel darüber bestehen, daß die Dame, sowie sie singen wollte, den Stimmlippenmuskel zu stark anspannte, wodurch der Stimmverschluß sich, wie oben beschrieben, in einen Vollverschluß verwandelte. Wir nahmen dann „Entspannungsübungen" vor, erst in der Hauchstimme, später mit leichtem Stimmton. Es zeigte sich dabei, daß die Stimme bei kurzen Sprechtönen zwischen stimmlosen Konsonanten, in Worten wie Schuft, Küst, Stift usw. und nachher bei gesprochenen Gleittönen in der Tiefe ganz normal funktionierte. Sobald aber nur ans Singen *gedacht* wurde, hörte gleich alles auf. Der Vollregisterverschluß stellte sich sofort wieder ein. Ich versuchte nun, die Höhe mit Hilfe des inspiratorischen Hochtons zu öffnen. Dies gelang überraschend schnell, und es entstanden ganz hohe Töne bis zu b_3. Überhaupt funktionierten die Töne ges_3 bis b_3 tadellos. Versuchte ich aber, von ihnen aus einen Gleitton nach unten machen zu lassen, so setzte die Stimme ungefähr bei f_3 aus, um erst eine bis eineinhalb Oktave tiefer wieder einzusetzen. Diese Tonstrecke war durch falsches Singen völlig verdorben worden.

Aus dem Vorhergehenden geht unzweideutig hervor, daß keins der beiden Grundregister für den Kunstgesang genügt, sondern daß ein ständiger Ausgleich der Register notwendig ist, und zwar in der Weise, daß jeder Ton, je nach seiner Stärke und Höhe, einen bestimmten Spannungsgrad der Stimmlippen verlangt. Nur durch die sorgfältige Pflege dieser Fähigkeit können junge Stimmen zu voller Entfaltung gelangen und ältere Stimmen vor frühzeitigem Entgleisen geschützt werden.

Es ist OTTO IRO's Verdienst, auf die fundamentale Wichtigkeit dieser Erscheinung, besonders für ältere Sänger, aufmerksam gemacht zu haben. Vernachlässigt man den Registerausgleich, so tritt vielfach das ein, was er als *Registerdivergenz* bzw. *Registertrennung* bezeichnet. D. h. der Ausgleich der Register geht verloren, die Register klaffen allmählich auseinander und trennen sich schließlich ganz, so daß der betreffende Sänger nur noch über ein dickes, nicht abschwellbares Vollregister und über ein dünnes, nicht verstärkungsfähiges Randregister verfügt. Daß er dabei nicht mehr fähig ist, den Anforderungen des Kunstgesanges zu genügen, dürfte ohne weiteres einleuchten; und die Bestrebungen, trotz dieser Mängel seinen Beruf weiter auszuüben, führen meist zu einer Überanstrengung der Muskulatur und damit früher oder später zum völligen Stimmverlust. Wie wenige unserer Konzert- und Bühnensänger kommen um die gefährliche Klippe der fünfziger Jahre herum, ohne ihre Stimme mehr oder weniger einzubüßen! Und untersucht man die Ursachen, die zu diesem frühzeitigen Stimmverfall führten, so ist es in vielen Fällen die Registerdivergenz mit der sich daraus ergebenden Registertrennung, die die Schuld trägt. Infolge der großen Anforderungen, die die Bühnentätigkeit heutzutage an die Sänger stellt, besonders an die dramatischen Stimmgattungen, wird der ideale Registerausgleich meistens zugunsten des Vollregisters vernachlässigt, weil der Ton durch das Vollregister kräftiger und schmetternder wird. Dies rächt sich aber mit der Zeit. Die Verdünnungsfähigkeit nimmt immer mehr ab, und zuletzt kann der Sänger nur noch „forte brüllen" oder „piano fistulieren". Und hiermit ist seiner Bühnenlaufbahn natürlich ein jähes Ende gesetzt.

Daß ein solches Versagen nicht, wie die meisten glauben, ein unabwendbare Alterserscheinung ist, sondern nur die Folge einer Funktionsentgleisung, die vermieden werden kann, hatte ich die beste Gelegenheit, aus nächster Nähe zu beobachten. Ein berühmter Bühnensänger (Stimmriese), der mit 50 Jahren wegen zunehmender Registerdivergenz die Bühne verlassen hatte, wurde durch sorgfältige Registerarbeit so weit gebracht, daß er mit 60 Jahren seine Sängerlaufbahn wieder aufnehmen konnte. Die Kritik lobte die jugendliche Frische der Stimme, die schöner geklungen hätte als vor 10 Jahren. Ein Mahnruf an alle die Gesangspädagogen, die glauben, daß mit der Resonanz alles gemacht sei, und die von der Stimmlippenarbeit nichts wissen wollen. Und ein Mahnruf auch an alle Sänger und Sängerinnen, bei denen das Alter anfängt, sich in der Stimme bemerkbar zu machen. Ihnen kann ich nur zurufen: Vernachlässigt eure Stimmtechnik nicht! Und vor allem: Pflegt euren Registerausgleich, denn von ihm hängt mehr als von allem anderen die Erhaltung euerer Stimmen ab, und damit eure künstlerische und wirtschaftliche Existenz!

Wenn die Registerfunktion in vorgerücktem Alter oder auch schon in jüngeren Jahren zu versagen anfängt, so braucht dies nicht immer in der von Iro beschriebenen Weise zu geschehen, der zufolge die beiden Grundregister intakt bleiben, während nur der Ausgleich zwischen ihnen allmählich verloren geht. Es kann auch vorkommen, daß das eine Register — gewöhnlich das Randregister — durch falsche Schulung oder durch übermäßige Inanspruchnahme des anderen Grundregisters mehr oder weniger vernichtet worden ist. Diese Erscheinung, die man vielleicht als Register*vernichtung* bezeichnen könnte, kommt m. E. ebenso häufig oder gar noch häufiger vor als die Registertrennung. So war z. B. im Falle des oben erwähnten Bühnensängers, durch ausschließliche Verwendung des Vollregisters, bzw. einer zu dicken Mittelstimme, das Randregister fast völlig verlorengegangen und mußte erst in langer, mühsamer Entspannungsarbeit wiederhergestellt werden.

Noch häufiger ist meiner Erfahrung nach die Registervernichtung bei jungen, durch *falsche Ausbildung* verdorbenen Stimmen anzutreffen. Das Verhängnis beginnt vielfach schon in der Schule. Das stimmbegabte Kind wird besonders herangezogen und zum Starksingen verleitet; dazu muß es vielleicht noch die zweite oder dritte Stimme singen, die so tief liegt, daß es dabei mit dem etwas hinaufgepreßten Vollregister auskommt. Die Folge ist eine Überanstrengung des Vollregisters bei gleichzeitiger Verkümmerung oder Vernichtung des Randregisters. Viele gute Stimmen sind durch die Unkenntnis des Lehrers in bezug auf das so wichtige Registerproblem schon in der Kindheit in dieser Weise verdorben worden.

Ist nun die Schule glücklich überstanden, ohne daß die Stimme gelitten hat, so droht ihr eine neue Gefahr durch den Gesangunterricht bei einem Lehrer, der ebenfalls von der Gefährlichkeit einer falschen Registerausbildung nichts weiß. Wie viele Gesanglehrer wissen genau Bescheid über die Register und die Gefährdung der Stimme durch eine falsche Registerbehandlung? Wie viele haben überhaupt eine eingehende stimmpädagogische Ausbildung genossen? Wie zahlreich sind nicht immer noch die Schulen, in denen es für bedenklich gilt, über die Tätigkeit der Stimmlippen etwas zu wissen oder gar darüber zu sprechen. Und in wie vielen Schulen wird nicht die gesamte Stimmlippentätigkeit als Resonanzerscheinungen erklärt? Kein Wunder, wenn unter solchen Verhältnissen vielfach gegen die elementarsten Gesetze der Tonbildung verstoßen wird.

In vielen Gesangschulen wird ein kräftiger, markiger Vollregisterton gezüchtet. Die vorher kleine, aber richtig funktionierende Stimme nimmt dabei schnell an Kraft zu; eine große Bühnenlaufbahn wird prophezeit, und der Schüler sowie seine Angehörigen sind voller Staunen über die fabelhafte Entwicklung der Stimme. Nur wenige kennen aber die Gefahren einer solchen Ausbildung. Wo nicht eine natürliche Veranlagung für den Registerausgleich vorhanden ist, oder dieser sorgfältig gepflegt wird, zeigt das Ergebnis sich bald, wie beim oben angeführten Beispiel, in einer Überanstrengung des Vollregisters bei gleichzeitiger Verkümmerung des Randregisters. Ich habe zahlreiche in dieser Weise „ausgebildete" Stimmen in Behandlung gehabt. Das Bild ist, fast immer das gleiche: In der Tiefe schöne Töne, die die Qualität der Stimme verraten, die Höhe aber scharf und gepreßt, sodaß sie für ein kultiviertes Ohr nicht zum Anhören ist. Meistens kann der Betreffende in der Höhe nur forte brüllen, oder wenn er doch hohe piano-Töne nehmen kann, sind auch diese scharf und unangenehm. Untersucht man die Struktur einer solchen Stimme, so zeigt sich durchwegs, daß das Randregister verkümmert, wenn nicht vernichtet ist. Charakteristisch für solche Stimmen ist auch, daß das Singen in der hohen Lage meist mit Unbehagen verbunden ist. Dies ist aus dem Mechanismus des Vollregisters sehr leicht zu erklären; denn erstens müssen die Stimmlippen bei der starken Verdickung im Vollregister übermäßig gespannt werden, um hohe Töne hervorzubringen, was leicht zu einer Überanstrengung der Gewebe führt; und zweitens schlagen die Stimmlippen bei der stark vorgewölbten Form zu stark gegeneinander, was dann Ermüdung, Heiserkeit oder gar Halsschmerzen zur Folge haben kann.

Ein in dieser Weise verbildeter Schüler muß oft monatelang, wenn nicht jahrelang geduldig arbeiten, bis er sich mit einem unverbildeten Anfänger messen kann, der erst einige Monate sorgfältigen Unterricht genossen hat — ja, er darf sich glücklich preisen, wenn der Schaden überhaupt wieder völlig gut zu machen ist.

Das Schicksal solcher verunglückter Gesangsstudierenden ist m. E. nicht weniger tragisch, als das der älteren Künstler; denn diese haben doch wenigstens bisweilen eine befriedigende Laufbahn hinter sich. Was aber soll ein gescheiterter Gesangschüler nach 4—5jährigem erfolglosem Studium mit seiner zerbrochenen Stimme machen? Zu alt, um eine neue Ausbildung anzufangen, bleibt ihm meistens nichts anderes übrig, als nun selbst Gesangunterricht zu erteilen — nach der gleichen „bewährten" Methode, durch die seine Stimme verdorben wurde. Und so geht das Elend weiter.

Hier kann m. E. nur eine gründliche Aufklärungsarbeit über die Gesangstechnik im allgemeinen und über die Registerarbeit im besonderen Abhilfe schaffen. Eine *staatliche Kontrolle* genügt hier nicht. Denn wenn der Staat nicht die wenigen Sachverständigen, die wir auf diesem Gebiet haben, heranzieht, um ihre Kenntnisse zu verwerten, ist zu befürchten, daß die Kontrolle in die Hände von *Musikern* gelegt wird, die für diese speziellen stimmtechnischen Probleme meist wenig Verständnis haben[1].

Nur eins kann meiner Ansicht nach eine wirkliche Besserung der Verhältnisse herbeiführen: *eine sachgemäße Ausbildung der zukünftigen Stimmbildner*, damit diese über die Funktion der Stimme

---

[1] Vgl. FRITZ POLSTER: Von der Ausbildung der Gesangspädagogen. „Die Stimme", Sept. 1929, und J. FORCHHAMMER: Die Ausbildung der Gesangslehrer, „Deutsche Tonkünstler-Zeitung" 30. Jahrg. Heft 12, 5. Dez. 1932.

und in erster Linie über die Registerfunktion und die Gefahren
einer falschen Registerbehandlung gründlich Bescheid wissen.

6. Was ist Resonanz, und welche Rolle spielt sie bei der Stimmbildung?

Resonanz ist ein Wort, das in der heutigen Gesangspädagogik
viel gebraucht und — viel mißbraucht wird. Es gibt kaum eine
Gesangschule, in der nicht von „Resonanz" gesprochen wird.
Ausdrücke wie *helle* und *dunkle, hohe* und *tiefe, obere* und *untere
Resonanz, Kopf-* und *Brustresonanz, Mischung der Resonanzen* usw.
gehören zum Rüstzeug fast aller modernen Gesangschulen. Und
doch dürfte es nur wenige Gesanglehrer geben, die sich ganz darüber im klaren sind, was eigentlich unter „Resonanz" zu verstehen ist, welche Elemente des gesamten Stimmklanges tatsächlich von der Resonanz herrühren und welche von anderen Faktoren. Es mag deshalb am Platze sein, diesen Fragen etwas näher-
zutreten.

Zunächst: *Was ist Resonanz?* Die übliche Auffassung geht
dahin, jedes Mitschwingen eines festen Körpers als Resonanz zu
bezeichnen. Man fühlt z. B. beim Singen den Schädel oder die
Brustwandungen vibrieren und glaubt dadurch, den Beweis dafür
zu haben, daß eine Kopf- bzw. Brustresonanz vorhanden sei. So
einfach liegen die Verhältnisse jedoch nicht. Wie ich im ersten
Abschnitt (S. 6) gezeigt habe, kann man von Resonanz erst
dann sprechen, wenn der mitschwingende Körper den Ton oder
Teile desselben verstärkt. Resonanz ist also, wie der Name ganz
richtig besagt, ein *Mittönen*, nicht nur ein Mitschwingen. Die
Kopf- und Brustvibrationen als Resonanz zu bezeichnen, wäre also
nur dann richtig, wenn der Nachweis geliefert werden könnte, daß
diese Vibrationen den Ton oder Teile desselben tatsächlich verstärken. Wir wollen diesen Punkt etwas näher untersuchen.

Wie schon gesagt, versteht der Laie unter „Resonanz" gewöhnlich das Mitschwingen eines *festen Körpers*, wie er es hauptsächlich
vom *Resonanzboden* des Klaviers oder von der Decke der Zupf- und
Streichinstrumente her kennt. Neben den Resonanzböden gibt es
aber auch noch ein anderes ebenso wichtiges resonatorisches Hilfsmittel: den *Resonanzraum*. Eine eingeschlossene kleine Luftmenge
kann nämlich, genau wie die elastischen Holzplatten, die unsere
Resonanzböden ausmachen, in Schwingungen versetzt werden, und

diese können unter Umständen so stark werden, daß sie eine resonatorische Verstärkung herbeiführen.

Bei unseren Musikinstrumenten wird sowohl das eine wie das andere dieser resonatorischen Hilfsmittel verwendet. Resonanzböden brauchen wir nur bei den *Schlag-*, *Zupf-* und *Streichinstrumenten*, wo die Schallschwingungen zunächst (primär) in einem festen Körper (meistens einer Saite) erzeugt und erst nachträglich (sekundär) auf die Luft übertragen werden. Dagegen bedienen sich die *Blasinstrumente*, bei denen der Ton direkt in der Luft erzeugt wird, ausschließlich der Resonanzräume.

Da nun die menschliche Stimme, als Instrument betrachtet, zu den Blasinstrumenten gerechnet werden muß, so ist es ohne weiteres verständlich, daß auch bei ihr als resonatorische Hilfsmittel *nicht die harten Körperteile als Resonanzböden, sondern nur die inneren Hohlräume als Resonanzräume in Betracht kommen.* Das ist auch unmittelbar einleuchtend; denn wenn auch ein Teil der Schwingungsenergie von der eingeschlossenen Luft auf die umgebenden Wandungen übergeht und diese in Schwingungen versetzt, so wird durch die doppelte Übertragung, zunächst von der Luft auf die Wandungen und dann wieder zurück von den Wandungen auf die Luft, nie eine Tonverstärkung entstehen können, sondern nur eine Abschwächung des Tons. Wenn wir also bei der Tongebung am Schädel oder an den Brustwandungen Erschütterungen wahrnehmen, so ist dies nur ein Zeichen dafür, daß in den inneren Hohlräumen starke Schallschwingungen stattfinden, die die Wandungen in Mitschwingung versetzen, und daß dieses Mitschwingen sich bis zur Oberfläche des Körpers weiter fortpflanzt. Diese letzten, äußerlich fühlbaren Erschütterungen dürfen aber an sich nicht als Kopf- oder Brustresonanz aufgefaßt werden; sondern der Teil der Schwingungsenergie, der diesen Weg einschlägt, muß eher als verloren betrachtet werden.

Bei der Untersuchung der resonatorischen Hilfsmittel der Stimme müssen wir uns also ausschließlich an die Hohlräume des Instrumentes halten, und von diesen wiederum in erster Linie an die oberhalb der Stimmritze gelegenen, die unter dem Namen „*Ansatzrohr*" zusammengefaßt werden. Auf seinem Weg von der Stimmritze ins Freie muß der Stimmton nämlich diese Räume, jedenfalls zum Teil, durchlaufen, so daß er die beste Gelegenheit hat, die dort befindliche Luft in Mitschwingung zu versetzen.

Es fragt sich nun, welche Mittel uns zur Verfügung stehen, um die Resonanz in diesen Räumen zu fördern. Zunächst gilt es, *alle unnötigen Engebildungen möglichst zu vermeiden.* Denn diese beeinträchtigen den freien Klang des Tons und erwecken die Vorstellung, als bliebe der Ton an der betreffenden Stelle gewissermaßen hängen. Nicht alle Engebildungen wirken jedoch gleich störend. So beeinträchtigt z. B. die bei den Hinterzungenvokalen o und a stattfindende Verengung des Rachenraumes nicht die Schönheit des Tons, solange sie ein gewisses Maß nicht überschreitet. Und dasselbe gilt von der bei den engeren Vorderzungenvokalen i und e stattfindenden Engebildung zwischen Zunge und hartem Gaumen. Dies sind jedoch Ausnahmen; und die Tatsache bleibt bestehen, daß die resonatorischen Stimmfehler, mit denen wir bei der Stimmbildung zu kämpfen haben, wie der *halsige,* der *geknödelte,* der *genäselte,* der *gaumige,* der *zahnige* Ton usw., hauptsächlich von derartigen Engebildungen im Ansatzrohr herrühren.

Die Beseitigung dieser störenden Engebildungen genügt jedoch in den meisten Fällen nicht, denn unsere Resonanzräume sind von Natur aus meist zu eng und müssen deshalb besonders erweitert werden. Die gesamte resonatorische Arbeit kann somit auf eine einheitliche Formel gebracht werden, nämlich: *erweitern, Raum schaffen*!

Untersuchen wir nun die einzelnen Räume des Ansatzrohres der Reihe nach in bezug auf ihre Resonanzfähigkeit, so stoßen wir gleich oberhalb der Stimmritze auf den *oberen Kehlkopfraum.* Die Weite dieses Raumes wird in erster Linie durch die Lage des *Kehldeckels* und des unter ihm gelegenen *Kehldeckelwulstes* bestimmt. Dieser wölbt sich von der vorderen Wandung in die Röhre hinein, sie bei gewöhnlicher Atmung stark einengend. Sein Zweck ist, die Stimmlippen bei der Einatmung von der eindringenden Luft zu schützen und den Luftstrom nach hinten in die Knorpelritze zu leiten[1]. Für die Tongebung ist diese Lage jedoch insofern ungünstig, als das freie Ausströmen des Tons dadurch stark beeinträchtigt wird, wodurch der Ton einen engen, gepreßten Klang erhält, den sog. *kehligen* oder *gutturalen Ton,* populär auch *Knödel* genannt (Krawattentenor). Der Kehldeckelwulst muß deshalb bei der Tongebung möglichst abgeflacht werden, was durch *Tiefstellen*

---

[1] Vgl. Theorie und Technik, S. 141 ff.

des Kehlkopfes geschieht. Hierauf beruht der große stimmbildnerische Wert des *tiefen Kehlkopfstandes*. Wenn von vielen Gesangspädagogen gegen den tiefen Kehlkopfstand geeifert wird, so dürfte dies ausschließlich darauf beruhen, daß das Tiefstellen natürlich auch falsch ausgeführt werden kann, z. B. in Verbindung mit störenden Muskelspannungen oder mit gleichzeitiger ungünstiger Einstellung der Nachbarorgane: Zurückziehen der Zungenwurzel o. dgl. Als Mittel zur Erreichung des tiefen Kehlkopfstandes werden hauptsächlich die *tiefe, freie geräuschlose Einatmung* (vgl. S. 9) und das *Gähnen* verwendet. Bei letzterem ist jedoch ganz besonders darauf zu achten, daß die Zungenwurzel nicht zurückrutscht oder schädliche Muskelspannungen sich einstellen.

Gleich oberhalb des oberen Kehlkopfraumes befindet sich der *mittlere Rachenraum*, auch *Mundrachenraum* genannt. Dies ist der Teil des Rachens, der direkt hinter der Zungenwurzel liegt. Da nun die Zungenwurzel eine große Beweglichkeit in der Richtung nach vorne und hinten hat, so übt ihre Lage natürlich einen entscheidenden Einfluß auf die Weite dieses Raumes aus. Die Lage der Zungenwurzel ist aber zum Teil durch die *Sprachlautbildung*, die *Artikulation* bedingt, indem es zur Natur der Hinterzungenvokale, besonders der beiden offenen a und o (phonetisch ɔ) gehört, daß die Zungenwurzel sich dabei gegen die hintere Rachenwand zurückzieht. Wenn dieses Zurückziehen ein gewisses Maß nicht übersteigt, so wie es in den romanischen und slavischen Sprachen meistens der Fall ist, so wird der Ton klanglich nicht beeinträchtigt (vgl. die schönen itätienischen a- und ɔ-Laute). Im Deutschen besteht aber vielfach die Neigung, die Zungenwurzel bei a und ɔ zu stark zurückzuziehen. Dadurch entsteht ein häßlicher, fagottartiger Klang, dem es in erster Linie zuzuschreiben ist, daß die Romanen so oft von deutschen Sängern behaupten, sie „sängen im Halse". Wer sich einer kultivierten deutschen Aussprache befleißigt, wird sich daher bemühen, diesen unschönen *Rachenklang* zu vermeiden, und er wird besonders bei den Vokalen a und ɔ darauf achten, daß die Zungenwurzel nicht zurückrutscht. Zur Beseitigung des „rachigen Tons" gibt es verschiedene Hilfsmittel. In erster Linie kommt das Breitmachen und Vorstülpen der Zunge in Betracht. Ein anderes Mittel besteht darin, daß man sitzend in vorgebeugter Stellung, mit locker herabhängendem Kopf übt, weil das Eigengewicht der Zunge sie in dieser Lage nach vorne fallen läßt. Wer die französische oder die italienische Sprache beherrscht, kann den Rachenklang auch dadurch bekämpfen, daß er die entsprechenden französischen oder italienischen Laute (wie z. B. in madame, padre, pauvre, come) nachzuahmen versucht.

Der nächste Hohlraum des Ansatzrohres ist die *Mundhöhle*. Diese wird in erster Linie von der *Sprachlautbildung*, der *Artikulation* in Anspruch genommen. Jedoch können auch hier Verengungen stattfinden, die nicht durch die Artikulation bedingt sind, und die somit als Resonanzfehler zu bezeichnen sind.

Zu diesen Fehlern gehört zunächst *der gaumige Ton*, der durch eine zu *starke Engebildung zwischen Zungenrücken und weichem Gaumen* entsteht. Dieser Fehler kann sowohl durch ein zu schlaffes Herabhängen des Gaumensegels, wie auch durch ein zu starkes Heben des Zungenrückens entstehen. Je nachdem muß er durch Heben des Gaumensegels oder durch Senken des Zungenrückens beseitigt werden.

Ein anderer, häufig vorkommender Fehler ist *der zahnige Ton*. Er entsteht durch eine *zu hohe Unterkieferhaltung*, durch die beide Zahnreihen einander zu nahe gebracht werden. Ein entsprechendes Senken des Unterkiefers wird hier verhältnismäßig leicht Abhilfe schaffen, zumal die Stellung des Unterkiefers sich im Spiegel ohne weiteres kontrollieren läßt. Der zahnige Ton wird oft noch durch ein mehr oder weniger *starkes Herabziehen der Unterlippe* verstärkt, was den Klang noch weiter beeinträchtigt und außerdem den Gesichtsausdruck entstellt. Auch dieser Fehler läßt sich unschwer im Spiegel kontrollieren und ist deshalb verhältnismäßig leicht zu bekämpfen. Überhaupt sollte jeder Gesangstudierende viel vor dem Spiegel arbeiten, denn viele Fehler lassen sich schon vom Gesicht ablesen, was ihre Bekämpfung natürlich wesentlich erleichtert.

Von den Räumen des Ansatzrohres haben wir jetzt nur noch die *Nasenräume* zu besprechen. Diese sind, abgesehen von den Nasenflügeln, nach allen Seiten von starren Wänden begrenzt, so daß in ihnen nirgends wesentliche resonatorische Veränderungen, weder im guten noch im schlechten Sinne, stattfinden können. Nur der hintere Eingang zu diesen Räumen kann durch Heben und Senken des *Gaumensegels* vom übrigen Ansatzrohr abgeschlossen bzw. mit ihm in Verbindung gebracht werden. Im ersten Fall kann keine Nasenresonanz entstehen, denn die Schallwellen können nicht durch die Wandungen hindurch die in der Nase eingesperrte Luft in so starke Mitschwingungen versetzen, daß dadurch eine resonatorische Verstärkung des Tons entsteht. Die für die Schönheit des Tons so wichtige *Nasenresonanz (Nasalität)* kann also nur bei offener Nase (gesenktem Gaumensegel) zustande kommen. Alles was wir hier resonatorisch tun können, ist also, dem Ton, durch Einstellen des Gaumensegels, *mehr oder weniger Nasalität* zu geben.

Man findet oft die Ansicht vertreten, daß Nasalität dasselbe sei wie *Näseln*. Dies ist jedoch ein Irrtum; denn während die Nasalität stimmbildnerischen Wert hat, ist das Näseln ein resonatorischer Fehler, der unbedingt zu verwerfen ist. Es entsteht merkwürdigerweise nicht in der Nase wie die Benennung vermuten läßt, sondern durch Verengung der hinteren Räume des Ansatzrohres. Der enge Klang, der hier zustande kommt, strömt dann bei offenstehender Nase durch diese hindurch und erweckt den Eindruck, als hätte er in der Nase selber seinen Entstehungsort. Die Beseitigung des Näselns hat demnach nicht durch Schließen der Nase zu geschehen, wodurch der enge Klang nur einen anderen Charakter annimmt, sondern durch Erweiterung der verengten Räume des Ansatzrohres.

Wir haben bis jetzt nur die Räume oberhalb der Stimmritze besprochen. Wie steht es aber mit den unterhalb der Stimmritze gelegenen Räumen, der *Luftröhre*, den *Bronchien* und den *Lungen*? Daß in diesen Räumen Schallschwingungen, sogar sehr starke, stattfinden können, beweisen die starken Vibrationen, die besonders bei tieferen Tönen an Brust und Rücken deutlich wahrzunehmen sind. Es fragt sich nur, ob diese Schwingungen auch tonverstärkend sind, so daß wir sie mit Recht als Resonanz bezeichnen dürfen. Die Verhältnisse in diesen „*subglottalen Räumen*" sind ja wesentlich verschieden von den Verhältnissen im Ansatzrohr. Während nämlich dort die Schallwellen nach der resonatorischen Beeinflussung frei ausströmen können, sind die subglottalen Räume von der Außenluft abgeschlossen und treten mit ihr nur dann in Verbindung, wenn die Stimmlippen sich bei ihrem Auseinanderschwingen für einen Augenblick öffnen. Es ist deshalb nicht anzunehmen, daß die in diesen Räumen eingeschlossenen Schallwellen überhaupt fähig sind, den Ton resonatorisch zu beeinflussen. Eine Beeinflussung kann höchstens für den Grundton des gesungenen Stimmklanges in Betracht kommen; denn dieser schwingt ja im gleichen Takt wie die Stimmlippen, so daß die Luftstöße hier bei jedem Auseinanderschwingen hinausschlüpfen können. Wenn also in diesen Räumen eine resonatorische Beeinflussung des Stimmtons möglich ist, *so kann sie nur in einer Verstärkung des Grundtons*, nicht aber des ganzen Stimmklanges bestehen. Eine solche Verstärkung kann auch nur in der *Luftröhre* und vielleicht auch noch in den größeren *Bronchien* stattfinden; dagegen ist es nicht anzunehmen, daß die Lungen daran beteiligt sind[1].

Am nächsten kommen wir der Wahrheit vielleicht, wenn wir uns die Luftröhre, die ja eine direkte Fortsetzung der Rachen- und Kehlkopfräume bildet, in Verbindung mit diesen Räumen als eine *einheitliche Röhre* vorstellen, die von der Schädelbasis bis in die Bronchien hinunter reicht und nur in der Mitte durch die schwingenden Stimmlippen in eine obere und eine untere Hälfte geteilt wird. In dieser Röhre können wir uns einheitliche Schwingungen vorstellen, die zunächst von den Stimmlippen hervorgerufen werden, dann aber wieder unterstützend auf die Stimmlippenschwingungen zurückwirken.

Die Vorstellung einer einheitlichen Röhre ist nicht nur theoretisch, sondern auch pädagogisch wertvoll, weil die Hilfsmittel, die uns zu Gebote stehen, um die einzelnen Räume dieser Röhre zu erweitern, überall die gleichen sind, nämlich die *freie, tiefe, geräuschlose Einatmung* und das *Gähnen*. Es ist nämlich durch Röntgenuntersuchungen nachgewiesen worden, daß dabei nicht nur die oberen Räume, sondern auch die Luftröhre und die Bronchien erweitert werden.

Hiermit sind wir am Ende unserer Betrachtungen der einzelnen Resonanzräume. Es wird vielleicht manchen wundern, daß die anfangs erwähnten Ausdrücke: helle und dunkle, hohe und tiefe, obere und untere, Kopf- und Brustresonanz, Mischung der Resonanzen dabei überhaupt nicht erwähnt und erklärt wurden. Der Grund dafür ist, daß diese, der Pädagogik entstammenden Ausdrücke teils mehrdeutig, teils unrichtig sind und deshalb einer näheren Erklärung bedürfen.

Betrachten wir zunächst den *hellen* und den *dunklen Stimmklang*, so zeigt es sich, daß es tatsächlich eine ganze Reihe von Hilfsmitteln gibt, um den Ton heller oder dunkler zu färben. In erster Linie spielt die *Lage der Zunge* dabei eine Rolle. Der Ton wird heller, wenn die Zunge weiter vorne im Munde liegt, dunkler, wenn sie zurückrutscht. Hierauf beruhen die alten Bezeichnungen der

---

[1] Vgl. Theorie und Technik S. 283.

Vorder- und Hinterzungenvokale als „*helle*" und „*dunkle Vokale*",
Ausdrücke, die wir lieber vermeiden sollen; denn es ist gerade eine
wichtige Aufgabe der ausgleichenden Vokalarbeit, die Vorder-
zungenvokale zu verdunkeln und die Hinterzungenvokale heller zu
machen. Die *Lippenstellung* übt ebenfalls einen Einfluß auf den
Stimmklang aus, und zwar in dem Sinne, daß die breite Lippenstellung den Klang heller, die runde Lippenstellung ihn dunkler
färbt. Auch die *Kehlkopfstellung* beeinflußt den Stimmklang, insofern dieser durch Tiefstellung dunkler, durch Hochstellung heller wird. Überhaupt beeinflußt fast *jede resonatorische Umstellung des Ansatzrohres* den Ton in diesem Sinne. Aber nicht
genug hiermit. Auch die verschiedene *Einstellung der Stimmlippen* wirkt sich in dieser Weise aus. Man sieht also, daß es
nicht viel Wert hat, Ausdrücke wie hell und dunkel in der Gesangspädagogik zu verwenden, wenn man nicht gleichzeitig angibt, durch
welche Mittel die erwünschte Klangfarbe erzielt werden soll.

Untersuchen wir nun weiter, was stimmphysiologisch unter
hoher und *tiefer, oberer* und *unterer, Kopf-* und *Brustresonanz* zu
verstehen ist, so werden wir sehen, daß diese Ausdrücke zum Teil
recht irreführend sind.

Der als *tiefe, untere* oder *Brustresonanz* bezeichnete Stimmklang
ist allerdings eine Resonanzerscheinung. Nur scheint er nicht in
erster Linie von der Brust herzurühren, sondern von den Rachen-
und Kehlkopfräumen, wo er durch Erweiterung derselben, ganz
besonders durch Tiefstellen des Kehlkopfes zustande kommt (vgl.
S. 40).

Im Gegensatz hierzu hat der als *hohe, obere* oder *Kopfresonanz*
bezeichnete Klang scheinbar nichts mit Resonanz zu tun; denn er
läßt sich durch keine resonatorische Arbeit erzielen. Man kann die
Nasenresonanz durch Öffnen des hinteren Naseneinganges (Senken
des Gaumensegels) „erwecken"; man kann die *Mundresonanz*
durch allerlei Umstellung der Mundorgane fördern oder umbilden.
Nie entsteht aber dadurch der Klang, der als hohe, obere Kopfresonanz bezeichnet wird. Dieser entsteht nur durch Abschlanken
der Stimmlippen und Kräftigung der Stimmlippenränder. Wir
haben also hier einen Fall, wo eine falsche Beurteilung der Klang-
quelle zu einer irreführenden Klangbezeichnung führt.

Hierdurch ergibt sich auch, daß der Ausdruck „*Erweckung der
Resonanz*" eine verschiedene Bedeutung hat, je nachdem der „er-

weckte" Klang wirklich der Resonanz zuzuschreiben ist oder von der Stimmlippentätigkeit herrührt. Im ersten Fall bedeutet der Ausdruck: *die Erweiterung bzw. die Eröffnung der betreffenden Räume*, wodurch sie resonanzfähiger werden. Im zweiten Falle bedeutet er: *die Einstellung der Stimmlippen auf die Funktion, die den erwünschten Klang hervorruft*. Der Ausdruck „Erweckung der Resonanz" ist also in diesem Fall durchaus irreführend und sollte lieber vermieden werden.

Wir kommen abschließend zum Ausdruck: „*Mischung der Resonanzen*". Auch dieser Ausdruck bedarf einer besonderen Erklärung; denn Resonanz läßt sich nicht wie Flüssigkeiten oder Luftarten willkürlich mischen. Natürlich können wir gleichzeitig an mehreren Stellen resonatorisch arbeiten. Ja wir sollen dies sogar öfters tun. So können wir z. B. gleichzeitig auf die Aufhellung des Tons durch Vorschieben der Zunge und auf die Verdunklung des Tons durch Senken des Kehlkopfes hinarbeiten; eine „Mischung" der vorderen und der hinteren Resonanz findet dabei jedoch nicht statt, wenn auch der fertige Klang beide Resonanzen enthält. Und dies ist natürlich in noch höherem Grade der Fall, wenn man durch Abschlanken der Stimmlippen und Kräftigung ihrer Ränder den „oberen" und gleichzeitig durch Erweiterung der Kehle den „unteren" Klang zu fördern sucht.

Wenn diese doppelt gerichtete Arbeit als „*Mischung von Kopf- und Brustresonanz*" bezeichnet wird, so ist das ein Beweis dafür, daß man mit der Verwendung des Wortes „Resonanz" nicht vorsichtig genug umgeht. Es wäre überhaupt anzuraten, von „Resonanz" nur dann zu reden, wenn kein Zweifel besteht, daß es sich tatsächlich um eine Resonanzerscheinung handelt. Anderenfalls sollte man lieber die mehr umfassende Bezeichnung „Klang" benutzen, also vom hohen und tiefen, hellen und dunklen Klang usw. sprechen. Viel Unklarheit würde hierdurch in der Gesangspädagogik vermieden werden.

7. Die phonetische Grundlage der Stimmbildung.

Nur wenigen Stimmbildnern und Gesanglehrern dürfte es bekannt sein, wie groß der Nutzen ist, der sich für den Unterricht aus der Beschäftigung mit der heutigen Phonetik ziehen läßt. Immer wieder macht man die Beobachtung, daß die Beurteilung einer gesanglichen Leistung, wenn sie sich mit Einzelheiten abgibt, sich nur auf eine bestimmte Höhelage, auf das forte oder das piano, auf die Atemführung o. dgl. bezieht. Fast nie aber erstreckt sich die Kritik auch auf die *Sprachlaute*. Und doch, wenn man eine Stimme genauer analysiert, wird man sehr oft finden, daß ihre Fehler an bestimmte Sprachlaute oder Lautgruppen gebunden sind, wenn sie auch vielleicht erst in gewissen Höhelagen oder Stärkegraden besonders stark hervortreten. Es wäre deshalb sehr zu wünschen, daß die Stimmbildner und Gesanglehrer — und am liebsten auch die Musikreferenten, die gesangliche Leistungen zu besprechen haben — sich mit der neueren Phonetik etwas mehr beschäftigen würden, um auch in dieser Hinsicht ein richtiges Urteil fällen zu können.

Ich sage ausdrücklich „*der neueren Phonetik*"; denn die Phonetik der 80er und 90er Jahre, die immer noch an unseren Hochschulen gelehrt und von dort wieder von der stimmpädagogischen Literatur übernommen wird, kann dem Stimmbildner nur wenig nützen. Dazu findet man dort viel zu wenig wirkliches Verständnis für die Sprachlaute und die Aufgaben, die sie in der Lautsprache zu erfüllen haben, ganz abgesehen davon, daß die ältere Phonetik auf grundlegenden Punkten schwere und verhängnisvolle Fehler aufweist.

Es würde zu weit führen und auch über den Rahmen dieses Buches hinausgehen, auf alle diese Fehler näher einzugehen. Ich muß mich damit begnügen, auf die betreffenden Stellen in meinen phonetischen Lehrbüchern[1] hinzuweisen. Hier gilt es ausschließlich zu zeigen, welche Werte die neue Phonetik dem Stimmbildner und Gesanglehrer zu bieten hat.

Die größte Errungenschaft der neuen Phonetik dürfte die Erkenntnis sein, daß die als *Sprachlaute* bezeichneten Grundelemente der Sprache, trotz ihrer akustischen Benennung, in erster Linie als *physiologische Erscheinungen* zu betrachten sind. Allerdings sind sie auf *akustische Übertragung* angewiesen, zu welchem Zeck ein Luftstrom beim Sprechen und Singen aus den Lungen getrieben wird. Bei der Untersuchung der einzelnen Sprachlaute und ihrer Beziehungen zueinander haben wir uns jedoch ausschließlich an ihre *Organstellungen*, an ihre *Artikulation* zu halten. Der *Lautklang* ist dabei etwas durchaus Nebensächliches, was schon daraus her-

---

[1] Die Grundlage der Phonetik, Heidelberg 1924 und Kurze Einführung in die deutsche und allgemeine Sprachlautlehre (Phonetik), Heidelberg 1928.

vorgeht, daß mehrere Sprachlaute, z. B. p, t, k, überhaupt nicht von Lautklängen begleitet und also tatsächlich vollkommen stumm sind.

Daß diese „*stummen Laute*" beim Sprechen und Singen doch zu Geltung kommen, beruht ausschließlich darauf, daß in der zusammenhängenden Rede zwischen je zwei Sprachlauten stets *Übergangslaute* entstehen, die gerade nach den „stummen Sprachlauten" klanglich besonders auffällig sind (die sog. Explosionslaute

Die zweite, für den Stimmbildner nicht weniger wichtige Errungenschaft der neuen Phonetik ist, daß es gelungen ist, die Sprachlaute, also nach unserer jetzigen Auffassung die *Lautstellungen*, in ein übersichtliches System einzuordnen. Denn erst dadurch gewinnen wir ein tieferes Verständnis nicht nur für jeden einzelnen Laut, sondern auch für die verschiedenen Beziehungen in welchen die Laute zueinander stehen.

Für den Stimmbildner ist dies besonders wertvoll; denn die Schwierigkeiten, die ein Sprachlaut in stimmlicher Hinsicht verursacht, sind meistens die gleichen für eine ganze Gruppe verwandter Sprachlaute, so daß wir gut tun werden, unsere Aufmerksamkeit gleich der ganzen Gruppe zuzuwenden. Ja noch mehr wenn bestimmte Schwierigkeiten sich an eine Lautgruppe knüpfen so können wir, dank der systematischen Aufstellung, verwandte Lautgruppen heranziehen, bei denen die betr. Schwierigkeiten nicht bestehen, und von denen aus wir dann die schwierigen Laute in Angriff nehmen können.

Bei der *systematischen Einstellung der Sprachlaute* werden wir also grundsätzlich von der *Artikulation* und den *Organstellungen* ausgehen. Dabei stoßen wir zunächst auf die uralte Haupteinteilung in *Vokale* und *Konsonanten*. Es ist der bisherigen Phonetik nicht gelungen, den wesentlichen Unterschied zwischen diesen beiden Hauptgruppen ausfindig zu machen; und was man in den phonetischen Lehrbüchern darüber liest, ist fast durchweg unrichtig und irreführend.

Und doch besteht zweifellos ein charakteristischer, typischer Unterschied zwischen ihnen. Dieser tritt klar zutage, wenn man den Sprachvorgang genauer untersucht. Man erkennt dann, daß die Mundartikulation in einem fortgesetzten *Wechsel von Erweiterungen und Verengerungen* bzw. *Verschließungen* besteht. Die Erweiterungen sind es, die wir Vokale nennen, während wir die Verengungen und Verschließungen als Konsonanten zusammenfassen. Diese Erklärung zeigt uns jedoch nur den funktionellen Unterschied zwischen den beiden Hauptgruppen. Eine genauere Unterscheidung ergibt sich erst, wenn wir ihre Artikulationen eingehender untersuchen.

a) Die Vokale.

Wenn wir uns nun zunächst mit der *Einteilung der Vokale* befassen, so werden wir gleich erkennen, daß *jeder Vokal durch drei charakteristische Organstellungen zustande kommt, die gemeinsam der Mundhöhle eine bestimmte, charakteristische Resonanzform geben.* Untersuchen wir z. B. vor dem Spiegel den Vokal i (in wie), so erkennen wir hier eine breite Lippenstellung, einen engen Mundkanal und eine vordere Zungenlage. Und nehmen wir in gleicher Weise die übrigen Vokale vor, so sehen wir, daß diese ebenfalls auf charakteristischen Stellungen der drei *Artikulationsorgane: Lippen, Mundboden* und *Zunge* beruhen. So hat z. B. e (in Weh) einen etwas weiteren Mundkanal als i, ä (in wähle, Welle, phonetisch æ) einen noch weiteren, während die breite Lippenstellung und die vordere Zungenlage wesentlich dieselben sind. Betrachten wir im Gegensatz hierzu die drei Vokale ü (in Hügel, phon. y), das lange ö (in Höhle, phon. ø) und das kurze ö (in Hölle, phon. œ), so sehen wir, daß diese drei Laute sich nur durch die runde Lippenstellung von den vorher besprochenen i, e, æ unterscheiden, während Zungenlage und Mundweite jeweils die gleichen geblieben sind. Betrachten wir in gleicher Weise die drei Vokale u (in du), das lange o (in so) und das kurze o (in Sonne, phon. ɔ), so finden wir hier wieder dieselbe runde Lippenstellung und dieselben drei Öffnungsgrade wie bei den vorigen ü- und ö-Lauten vor, während die Zunge im Gegensatz zu den bisher genannten sechs Vokalen eine hintere Stellung einnimmt.

Infolge dieser Verwandschaft der Vokale untereinander ist es tatsächlich möglich, sie in ein einheitliches System einzuordnen. Bevor wir aber an diese Aufgabe herantreten, möchte ich auf die bedauerliche Tatsache aufmerksam machen, daß unser Alphabet lange nicht genügend Buchstaben enthält, um alle unsere Vokale schriftlich wiedergeben zu können. Wir sind deshalb genötigt, neue Buchstaben einzuführen, deren Bedeutung wir in der folgenden Vokaltafel durch Wortbeispiele erläutern werden.

Die Vokale.

	Vorderzungenvokale		Hinterzungenvokale	
	breite	runde	runde	breite
enge . . .	i (wie)	y (Hügel)	u (zu)	
halbweite .	e (Weh)	ø (Höhle)	o (Sohn)	
weite . . .	æ (wähle)	œ (Hölle)	ɔ (Sonne)	a (Anna)

Die beiden leeren Plätze über dem a geben an, daß die betreffenden Laute im Deutschen nicht vorkommen.

Jeder der oben angeführten Vokale kommt nun im Deutschen in mehreren Formen vor, die nicht als verschiedene Laute, sondern nur als *verschiedene Formen desselben Lautes* aufgefaßt werden. Im Deutschen unterscheiden wir auf diese Weise drei Formen, eine lange und zwei kurze.

Die *langen deutschen Vokale* umfassen acht Laute, die wir in der phonetischen Schrift mit einem Strich über dem Buchstaben bezeichnen, nämlich

drei enge . . . ī (wie) ȳ (Hügel) ū (zu)

drei halbweite . ē (Weh) ø̄ (Höhle) ō (so)

zwei weite . . . ǣ (wähle)   ā (ja).

Bei den kurzen Vokalen unterscheiden wir, wie gesagt, zwei Formen: die *abgestoßenen oder stakkatierten* und *die gewöhnlichen kurzen Vokale.* Die erste Gruppe umfaßt genau dieselben 8 Laute wie die langen Vokale, nur daß sie eben nicht lang sind, sondern ganz kurz und abgestoßen wie die Stakkato-Töne der Musik. Sie kommen im Deutschen nur am Ende unbetonter Silben vor, hauptsächlich in Fremdwörtern und nur ausnahmsweise in deutschen Wörtern, wo sie durch Verkürzung des entsprechenden langen Vokals entstanden sind, z. B.: ja — jawohl, zu — zuvor, so — sofort. Sie werden in deutscher Lautschrift meistens mit einem Punkt unter dem Buchstaben geschrieben, also:

ị (Tirol) ỵ (Tyrann) ụ (Musik).

ẹ (legato) ọ̈ (möbliert) ọ (Choral)

æ̣ (Mäzen)   ạ (Major)

Sehr verschieden von den stakkatierten Vokalen sind die *gewöhnlichen kurzen Vokale.* Im Gegensatz zu den stakkatierten kommen sie nie am Ende einer Silbe vor, sondern immer nur in

Verbindung mit einem nachfolgenden Konsonanten. Da das kurze e in dieser Form mit dem kurzen æ zusammenfällt (wende = Wände), unterscheiden wir hier nur 7 Laute, die in der phonetischen Schrift meistens ohne Nebenzeichen geschrieben werden, also:

i (hin)   y (Hündin)   u (Hund)

æ (Hände)   œ (Hölle)   ɔ (holde)   a (Hand).

Für die *Öffnungsgrade der Vokale* gelten im Deutschen besondere Regeln, die gerade für den Gesang von großer Wichtigkeit sind. Abgesehen von æ und a, die in allen drei Formen gleich sind, besteht nämlich im Deutschen wie überhaupt in den germanischen Sprachen die Neigung, die Vokale in dieser nicht silbenauslautenden Form etwas weiter zu bilden als in den beiden anderen Formen. Diese Neigung tritt besonders stark zutage im Norddeutschen, wo man die sechs engen und halbengen Laute um eine ganze Stufe weiter spricht, als sie geschrieben werden: i, ü, u also als ẹ, ø, ọ und e, ö, o als æ, œ, ɔ. Im Süddeutschen kommt diese starke Erweiterung nicht vor. Hier werden die Laute bedeutend enger, mehr dem Schriftbild entsprechend, gesprochen. Für die *deutsche Bühnensprache* gilt die Regel, daß die kurzen e, ö, o um eine ganze Stufe weiter, also wie æ, œ, ɔ, gesprochen werden, während man i, ü, u nur um eine halbe Stufe weiter, also wie ein Zwischending zwischen i, y, u und ẹ, ø, ọ, spricht.

Auch die weiten Vokale æ, œ, ɔ, a kommen in zwei verschiedenen Formen vor: in einer engeren, die bei æ und œ die normale ist (helle, Hölle), und in einer sehr weiten Form, die nur im Norddeutschen und auch hier insbesondere vor r vorkommt (Herr, Hörner). Für ɔ gilt eine andere Regel. Hier bedient sich die süddeutsche Aussprache der engeren Form, während im Norddeutschen wie auch in der Bühnensprache, die weitere Form benützt wird, und zwar nicht nur vor r, sondern auch, wenn kein r nachfolgt. Hier ist also die Aussprache in Sonne und Sorge die gleiche. Für a gilt keine bestimmte Regel. Aus stimmtechnischen Gründen empfiehlt es sich aber, das a, jedenfalls im piano, nicht gar zu weit zu bilden, da es sonst leicht halsig wird, sondern, wie bei æ und œ, die ganz weite Form nur vor r zu verwenden.

Daß die weiten Vokale in zwei verschiedenen Öffnungsgraden vorkommen, ist bisher nur wenig beachtet worden. Für die Stimmbildung, besonders für den Gesang, ist es aber wichtig, beide Formen zu kennen und zu beherrschen. Wo eine schriftliche Unterscheidung notwendig ist, werden wir die ganz weite Form durch einen Haken ‿ unter dem Buchstaben kennzeichnen.

Wie wir sehen, haben wir in der deutschen Bühnensprache nicht weniger als fünf verschiedene Öffnungsgrade zu unterscheiden, wenn wir das Vokalsystem völlig beherrschen wollen. Bei Berücksichtigung dieser feineren Unterschiede nimmt das Vokalsystem folgende Gestalt an.

Die Vokale der deutschen Bühnensprache.

| | Vorderzungenvokale | | Hinterzungenvokale | |
	runde	breite	runde	breite
enge	ī, i̦ (wie, vital)	ȳ, y̦ (Hügel, Hyperbel)	̄, u̦ (zu, zuvor)	
halbenge . .	i (will)	y̠ (Hündin)	u (Hund)	
halbweite . .	ē, e̦ (Weh, venös)	ø, ø̦ (Möbel, möbliert)	ō, o̦ (so, Sopran)	
weite	ǣ, æ, æ̇ (wähle, Welle, Prälat)	œ (Hölle)		ā, a, a̦ (ja, nein, jawohl)
sehr weite . .	æ̰ (Wärme)	œ̰ (Hörner)	ɔ̰ (Sonne, ̄Horn)	a̰ (Arm)

b) Die Konsonanten.

Bei den Konsonanten unterscheiden wir, wie oben erwähnt, zwei wesentlich verschiedene Artikulationen: die verschließende und die verengende. Demnach zerfallen unsere Konsonanten in zwei große Hauptgruppen, in Verschlußlaute und Engelaute.

Betrachten wir zunächst die *Verschlußlaute*, so sehen wir, daß auch bei ihnen drei Artikulationsorgane zusammenwirken, um den Laut zu bilden. Die Artikulation ist jedoch hier eine völlig andere als bei den Vokalen; denn erstens sind es ganz andere Mund-Artikulationsorgane, die dabei tätig sind, nämlich: *Unterlippe, Vorderzunge* und *Hinterzunge*; zweitens wirken diese drei Organe nicht zusammen, wie bei den Vokalen, sondern es ist jeweils nur eins von ihnen an der Bildung des Mundverschlusses beteiligt, während die beiden anderen Organe sich passiv verhalten. Statt ihrer wirken als zweites und drittes Artikulationsorgan das *Gaumensegel* und die *Stimmlippen* mit.

Gruppieren wir unsere Verschlußlaute gemäß diesen drei Teilartikulationen, so erhalten wir folgende Aufstellung, wo η den sog. ng-Laut bedeutet (ng in „singen“, n in „sinken“):

Die Verschlußlaute.

Gaumensegel	Stimmritze	Unterlippe	Vorderzunge	Hinterzunge
geschlossen	weit	p	t	k
geschlossen	eng	b	d	g
offen	eng	m	n	η

Bei den Engelauten ist die Gruppierung nicht so einfach; denn erstens gibt es doppelt so viele Engelaute wie Verschlußlaute, und zweitens kommen hier nur zwei der dort verwendeten Einteilungsmerkmale in Betracht, nämlich die Einteilung nach dem *artikulierenden Mundorgan* (Unterlippe, Vorder- und Hinterzunge) und nach der engen und weiten *Stellung der Stimmlippen,* was hier gewöhnlich mit der akustischen Einteilung in *Stimmhafte* und *Stimmlose* zusammenfällt. Dagegen ist die offene bzw. geschlossene Stellung des Gaumensegels kein Einteilungsmerkmal für die Engelaute, denn es ergeben sich dadurch keine verschiedenen Sprachlaute.

Wir brauchen also hier ein drittes Einteilungsmittel; und zwar ergibt sich ein solches, wenn wir uns vergegenwärtigen, was wir denn eigentlich mit der Engebildung anstreben. Jede Artikulation bezweckt ja eine akustische Wirkung. Bei den *stimmhaften Engelauten* erzeugt die Engebildung eine resonatorische Umbildung des Stimmtons. Bei den *stimmlosen Engelauten* ist das nicht der Fall, sie müssen sich deshalb durch charakteristische Geräusche bemerkbar machen.

Untersuchen wir die dadurch entstehenden Geräusche, so lassen sich hier vier verschiedene Arten unterscheiden: 1. das *weiche Reibegeräusch,* das zwischen dem Artikulationsorgan und der Schleimhaut am Munddach entsteht, 2. das *kräftigere Reibegeräusch,* das zwischen dem Artikulationsorgan und den oberen Zähnen zustande kommt, 3. das *Zisch-* oder *Anblasegeräusch,* das durch Anblasen eines kleinen, hinter den oberen Zähnen gebildeten Hohlraumes entsteht, und 4. das *Zittergeräusch,* das dadurch hervorgerufen wird, daß ein in der Artikulationsenge befindliches

kleines, bewegliches Organ in zitternde Schwingungen versetzt
wird. Hierdurch erhalten wir folgende Vierteilung: *Hautreibelaute,
Zahnreibelaute, Anblaselaute* und *Zitterlaute,* die in Verbindung mit
den beiden früher erwähnten Einteilungen zu untenstehender Aufstellung führt:

Die Engelaute.

Stimmritze	Hautreibelaute			Zahnreibelaute			Anblaselaute		Zitterlaute
	U-L	V-Z	H-Z	U-L	V-Z	H-Z[1]	spitze	volle	
weit (Stimmlose)	φ	c	x	f	ϑ	λ	s	ʃ	ʀ
eng (Stimmhafte)	w	j	γ	v	ð	l	z	ʒ	r

Die in dieser Tabelle verwendeten Buchstaben bedürfen einer
näheren Erklärung:

w ist das sog. bilabiale w. Es kommt im Deutschen in zwei
Formen vor: in einer engeren, die die gewöhnliche süddeutsche
Aussprache des Buchstaben w und des u in der Schreibung qu
ist (Welle, Quelle), und in einer weiteren Form, als Schlußlaut
in der Lautverbindung au. φ ist der entsprechende stimmlose
Laut, der einfache Lippenblaselaut.

j kommt ebenfalls in zwei Formen vor. Die engere ist das gewöhnliche deutsche Anfangs-j (in ja, Gejohle), das meistens ge-
räuschhaft gesprochen wird. Die weitere, geräuschlose Form
kommt in der Bühnensprache nur in den Lautverbindungen aj,
ɔj, uj (Wein, heute, pfui) vor. c ist das sog. vordere ch (der ich-
Laut in ich, welch, China).

Das hintere ch (in ach, auch) hat zwei verschiedene Aussprachen. Gewöhnlich wird es gegen den hinteren Rand des Gaumensegels und gegen das Zäpfchen (uvular) artikuliert. Dadurch werden diese beiden Organe in unregelmäßige, schlotternde Zitterbewegungen versetzt, und es entsteht ein häßliches Schnarchgeräusch. Bei dieser Artikulation ist das ch ein Zitterlaut, und
zwar ein stimmloses Hinterzungen-r (phonetisch ʀ). Wird das ch
aber weiter vorne, auf dem weichen Gaumen gebildet, sodaß kein
Schnarchgeräusch entstehen kann, ist es der Hautreibelaut x. Der
entsprechende stimmhafte Laut ist im ersten Fall das hintere

---

[1] Es bedeuten hier U-L: Unterlippe, V-Z: Vorderzunge, H-Z: Hinterzunge.

Zäpfchen-r, im zweiten Fall ein Laut (γ), der in Norddeutschland bisweilen statt dem g-Laut (in Wörtern wie sagen, taugen) gehört werden kann. Er entsteht ganz von selber, wenn die g-Artikulation nicht ganz durchgeführt wird, sodaß an der gleichen Stelle statt des Verschlusses nur eine Engebildung stattfindet.

f ist der gewöhnliche deutsche f-Laut (auch v und ph geschrieben), v das phonetische Zeichen für den entsprechenden stimmhaften Laut, das norddeutsche, gegen die oberen Zähne artikulierte w (in will, = u in Quelle).

ϑ und δ sind die beiden englischen th-Laute (in think, then).

l ist der gewöhnliche deutsche l-Laut. λ ist die stimmlose Form desselben, die in Norddeutschland bisweilen nach p und k gehört werden kann (Platz, Klatsch).

s ist das gewöhnliche deutsche sog. harte, d. h. stimmlose s (in das, Zimmer, Max), z das entsprechende weiche, d. h. stimmhafte s, das in Norddeutschland und in der Bühnensprache am Silbenanfang verwendet wird (See, gesagt).

$\int$ ist das gewöhnliche deutsche sch (in Schein, waschen = s in Stein, Spur), $\mathfrak{z}$ der entsprechende stimmhafte Laut, französisches j oder g (in Journal, Genie).

r kommt im Deutschen in zwei wesentlich verschiedenen Formen vor: das gewöhnliche hintere oder Zäpfchen-r (phon. $\underline{r}$) und das vordere Zungenspitzen-r (phon. $\dot{r}$), das hauptsächlich in Ostpreußen, Bayern und Österreich gesprochen wird, im Kunstgesang aber obligatorisch ist. Der entsprechende stimmlose Laut χ kommt im Deutschen nur in der hinteren Form $\underline{\chi}$ vor, teils als das oben besprochene schnarchende hintere ch, teils in der norddeutschen Aussprache des r vor stimmlosen Konsonanten (z. B. in Wörtern wie Torf, hart, Werk).

c) Die Kehlkopflaute.

Von den Lauten der deutschen Bühnensprache bleiben uns jetzt nur noch das h und das sog. *schwache* oder *gemurmelte* e (in gute, getan) zu besprechen. Diese stehen nämlich beide außerhalb der bisher erwähnten Lautgruppen. Das schwache e (phon. ϑ) unterscheidet sich von den übrigen Vokalen durch das *Fehlen jeglicher aktiven Vokalartikulation*. Ebenso unterscheidet sich das h von allen bisher besprochenen Konsonanten dadurch, daß bei ihm weder eine verengende noch eine verschließende

Mundartikulation vorkommt. Sein einziges Charakteristikum ist die relativ offene Stellung der Stimmritze. Beide Laute gehören denn auch einer vierten, kleinen Gruppe von Sprachlauten an: den *Kehlkopflauten.* Diese Gruppe umfaßt nur fünf Sprachlaute, nämlich vier Konsonanten und den einen Vokal ə. Von diesen fünf Lauten verwenden wir, wie oben gesagt, in der deutschen Sprache nur das h und das ə als Sprachlaute. Die übrigen Kehlkopflaute sind aber stimmbildnerisch von Bedeutung, weshalb wir das ganze System der Kehlkopflaute vollständig anführen wollen.

Um von den Kehlkopflauten eine Vorstellung zu bekommen, müssen wir uns vergegenwärtigen, daß unsere *Stimmritze* aus zwei Teilen besteht: der vorderen, durch die eigentlichen Stimmlippen begrenzten *Lippenritze,* und der hinteren, durch die beiden Stellknorpel begrenzten *Knorpelritze*[1]. Jeder dieser Teile kann durch Drehungen der Stellknorpel unabhängig vom anderen geschlossen werden oder offen bleiben. Daraus ergeben sich, wie aus folgender systematischer Aufstellung ersichtlich wird, fünf Möglichkeiten.

Die Kehlkopflaute.

Lippenritze	Knorpelritze	Bildungsart	Benennung	
geschlossen	geschlossen	Verschlußlaut	Kehlverschluß- laut	ʔ
offen	offen	Reibelaut	Hauchlaut	h
geschlossen	offen	Anblaselaut	Flüsterlaut	ʍ
sehr eng	geschlossen	Zitterlaut	Knarrlaut	ɛ
eng (Stimmstel- lung)	geschlossen	Freilaut	Kehlkopfvokal	ə

Der *Kehlverschlußlaut* ʔ ist uns allen wohlbekannt, wenn er auch im Deutschen nicht als Sprachlaut verwendet wird. Es ist der vollständige Verschluß der Stimmritze, der meistens vor betonten Anfangsvokalen gebildet wird (ʔein, ʔaus, geʔekelt), wo er zu dem stimmlich so gefährlichen und unschönen Sprengeinsatz (Glottisschlag) Anlaß gibt.

Der *Hauchlaut* h ist durch die offene Stellung der gesamten Stimmritze bei neutraler Haltung sämtlicher Mundartikulationsorgane charakterisiert. Er wird vor Vokalen mit dem Buchstaben h geschrieben (Heim, Haus), kommt aber auch nach p, t, k als sog. Aspiration oder Behauchung vor, und zwar sowohl im Auslaut

---

[1] Vgl. Theorie und Technik, S. 137.

(knapp, mit, Sack) wie vor betontem Vokal (Paar, Tag, kein). In beiden Fällen wird er jedoch für gewöhnlich nicht geschrieben.

Der *Flüsterlaut* z wird durch die offene Stellung der Knorpelritze bei geschlossener Lippenritze charakterisiert. Er wird in der Phonetik bisweilen „emphatisches h" genannt, was aber irreführend ist; denn er ist vom h streng zu unterscheiden, ganz besonders bei der Stimmbildung, wo die beiden Laute (wie wir später sehen werden) eine grundverschiedene Rolle spielen.

Der *Knarrlaut* ɛ kommt bei uns nur als Stimmfehler vor, wenn nämlich der Stimmton, besonders in tiefer Lage, durch Überkompression der Stimmlippen ins Knarren überschlägt.

Beim *Kehlkopfvokal* ə nehmen beide Ritzen im wesentlichen dieselbe Stellung ein wie beim Knarrlaut. Er unterscheidet sich jedoch von jenem dadurch, daß die Stimmlippen nicht fest gegeneinander gepreßt werden, sondern frei und ungehemmt schwingen und deshalb einen klaren vokalischen Ton geben, im Gegensatz zum Knarrlaut, wo sie durch das starke Zusammenpressen nur unfrei und gehemmt schwingen und deshalb ein knarrendes, konsonantisches Geräusch hervorbringen.

8. Die Sprachlaute im Kunstgesang.

Im vorigen Abschnitt haben wir uns mit der phonetischen Grundlage der Stimmbildung beschäftigt. Wir wollen jetzt auf Grund der hierdurch gewonnenen Kenntnisse untersuchen, wie die Sprachlaute beim Kunstgesang zu behandeln sind. Um den Rahmen dieses Buches nicht zu sehr zu erweitern, müssen wir uns jedoch hier mit den wichtigsten Regeln der Lautbildung beim Gesang begnügen und im übrigen auf die ausführlichere Darstellung dieses Themas in meiner „Theorie und Technik" (S. 511ff.) verweisen.

Wie wir gesehen haben, zerfallen unsere Sprachlaute in die zwei großen Hauptgruppen der *Vokale* und *Konsonanten* oder, wie wir sie auf deutsch benennen wollen: in *Freilaute* und *Hemmlaute*. Diese deutschen Benennungen lassen bereits die gänzlich verschiedenen Aufgaben erkennen, die beiden Lautarten beim Kunstgesang zufallen. Gesang ist ja nicht nur eine musikalische Form des Sprechens, sondern ist Musik, ist *Tonkunst*. Allerdings eine Tonkunst, die im Gegensatz zu den übrigen Tonkünsten sich nicht instrumenteller Töne, sondern der Töne der menschlichen Stimme bedient, und zwar der *Lautklänge* der Sprache.

Daß wir unsere Lautklänge auf diese Weise benutzen können, beruht darauf, daß viele unserer Sprachlaute bei tadelloser Bildung von reinen, geräuschlosen Tönen von großer musikalischer Schönheit begleitet sind.

Dies gilt besonders von den *Vokalen*, die bei richtiger Bildung, selbst in ihren engeren Formen, frei und ungehemmt klingen, während wir bei den *Konsonanten*, selbst bei den klangreichsten derselben, immer eine gewisse Hemmung des Tons empfinden. Da nun gewöhnlich in jeder Silbe ein Vokal vorkommt, ist es nur natürlich, daß der Vokal zum *Träger des Gesangstons* bzw., bei mehreren Tönen, zum *Träger der Gesangstöne* wird, während die der Silbe zugehörigen Konsonanten in dieser Hinsicht mehr nebensächlich behandelt werden.

a) Die Vokale.

Der Umstand, daß die Vokale die Träger des Gesangstons sind, bewirkt zunächst, daß ihre *Dauer* beim Gesang willkürlich verändert wird: Lange Vokale werden kurz, kurze lang, je nach den Forderungen der Melodie. Bei dieser zeitlichen Verzerrung der Vokale ist zunächst darauf zu achten, daß der dem Vokal eigene Engegrad nicht verändert wird. Wir dürfen nicht „Mühlerin" singen mit dem langen, engen $\bar{y}$-Laut; sondern wir müssen das halblange, kurze y beliebig dehnen können, ohne daß sein Öffnungsgrad dadurch beeinträchtigt wird.

Eine ähnliche Schwierigkeit entsteht beim *Kehlkopfvokal* ə, der in der Sprache ja nur in einer schwachen, gemurmelten Form vorkommt, während er im Gesang oft mit voller Intensität gesungen werden muß. Hier gilt es, die Klangintensität beliebig verstärken zu können, ohne daß der durch den *völligen Mangel an aktiver Vokalartikulation* bedingte Klangcharakter verlorengeht. Dies verursacht nicht nur Ausländern, die in ihrer Sprache kein ə haben, sondern auch vielen Deutschen große Schwierigkeiten, und man kann im Gesang oft Aussprachen hören wie „gutön Morgön", „gutän Morgän", „guton Morgon" o. dgl., was natürlich nicht zulässig ist.

Für die *Aussprache der Vokale* im Gesang gelten übrigens ganz andere Regeln als für die Rede. Während nämlich dort eine klare, präzise Aussprache mit deutlicher Hervorhebung des typischen Klangcharakters anzustreben ist, dürfen wir beim Kunstgesang für gewöhnlich eine solche *naturalistische Vokalbildung* nicht verwenden. Aus der oben angeführten Erwägung, daß Gesang Tonkunst und der Vokal der Träger des Tons ist, muß beim Kunstgesang *das gemeinsame tonliche Element* aller Vokale, je nach dem Charakter des Gesangstückes mehr oder weniger stark *hervorgehoben werden*, was natürlich nur auf Kosten des spezifischen Klangcharakters jedes einzelnen Vokals geschehen kann. Dadurch ist nicht zu vermeiden, daß der gesungene Text etwas undeutlicher wird als der gesprochene. Doch darf man es dabei nicht so weit kommen lassen, daß der Text unverständlich wird. Wie diese verminderte textliche Deutlichkeit durch eine besonders sorgfältige Ausbildung der Sprachlaute, und zwar nicht nur der Vokale, sondern ganz besonders der Konsonanten wett gemacht werden kann, werden wir im folgenden sehen.

In welcher Weise die Vokalklänge sich beim Gesang ausgleichen lassen, wird vielleicht am besten durch eine bildliche Darstellung veranschaulicht. Wir zeichnen zu diesem Zweck die gewöhnlichen, naturalistisch artikulierten Vokale an der Umfangslinie eines Kreises ein und bringen den Kehlkopfvokal ə in den Mittelpunkt des Kreises an, wie in untenstehender Figur gezeigt. Die für den Kunstgesang modifizierten Vokale müssen wir uns dann auf den Halbmessern liegend vorstellen, die den Mittelpunkt mit dem betr. *Naturvokal* verbinden.

Der Vokalkreis.

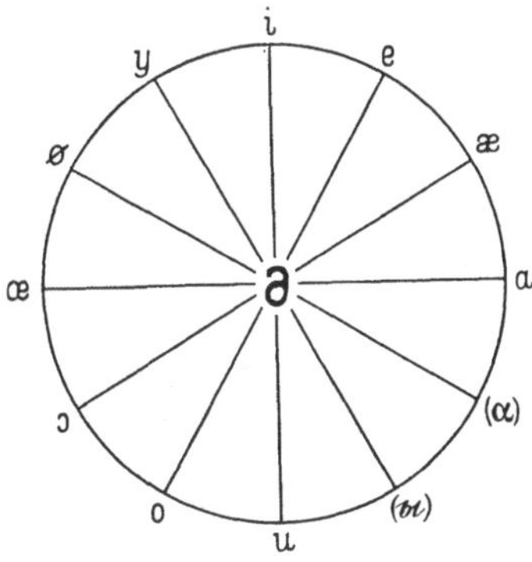

Hierdurch erhalten wir keine eigentlich falschen Vokalklänge, sondern nur solche, bei denen der übertrieben naturalistische Charakter etwas abgedämpft ist. Wie weit man in dieser Richtung gehen darf, hängt vom Charakter des Musikstückes ab und muß in jedem einzelnen Fall dem Ermessen des Sängers überlassen werden.

Wir wollen jetzt die einzelnen Vokalgruppen der Tabelle S. 58 näher betrachten und dabei unsere Aufmerksamkeit zunächst den *Hinterzungenvokalen* zuwenden. Diese Laute sind, wie wir im vorigen Abschnitt (S. 55 f.) nachgewiesen haben, und wie auch schon der Name besagt, durch die zurückgezogene Lage der Zunge gekennzeichnet. Durch diese hintere Zungenlage entsteht aber die Gefahr, daß die Zungenwurzel sich zu sehr der hinteren Rachenwand nähert und dort eine zu starke Enge bildet. Diese Gefahr liegt, wie schon S. 47 gezeigt wurde, besonders bei den weiten Hinterzungenvokalen a und ɔ vor, die deswegen in stimmbildnerischer Hinsicht zu den schwierigsten Lauten der deutschen Sprache gehören. Im Gegensatz zu den Romanen und Slaven hat nämlich der Deutsche die Neigung, das Zurückziehen der Zunge zu übertreiben, wodurch beide Laute den S. 47 besprochenen, rachigen Klang erhalten. Bei den engeren Hinterzungenvokalen o und u führt das zu starke Zurückziehen nicht zu einem so ausgesprochenen Rachenklang; dagegen werden die beiden Laute leicht etwas hohl und dumpf.

Die rachige Bildung des a und ɔ beeinträchtigt nicht nur die Schönheit der Sprache; sondern sie bedeutet auch eine ständige Bedrohung der Stimme, ganz besonders der Singstimme. Denn erstens besteht die Gefahr, daß die halsige Bildung des a und ɔ sich allmählich auch auf die übrigen Vokale überträgt, in erster Linie auf das ə, das dadurch zu einem halsigen ɔ wird (dunkəl, bleibən usw.); und wenn dieser Fehler sich noch weiter entwickelt, tritt meistens früher oder später ein Zeitpunkt ein, wo auch die Stimmlippen in Mitleidenschaft gezogen werden, wodurch der Ton in seiner Entstehung gefährdet wird. Viele schöne Stimmen gehen auf diese Weise zugrunde.

Um dieser rachigen Bildung der Hinterzungenvokale entgegenzuarbeiten, empfiehlt es sich, ihre Artikulation etwas abzuändern. Betrachten wir die Röntgenaufnahmen der Vokale genauer, so sehen wir, daß der Unterschied zwischen den Vorderzungenvokalen und den Hinterzungenvokalen nicht nur in der vorderen bzw. hinteren Lage der Zunge besteht, sondern auch in der jeweiligen *Form der Vorderzunge*, indem *der vordere Teil des Zungenrückens bei den Vorderzungenvokalen konvex, bei den Hinterzungenvokalen konkav ist*. Richten wir nun unsere Aufmerksamkeit auf diesen Unterschied, und bilden wir die Hinterzungenvokale von den entsprechenden Vorderzungenvokalen aus, darauf bedacht, hinten im Munde nichts zu ändern, sondern nur die konvexe Form in eine konkave umzuwandeln, so erhalten wir schöne, voll klingende Hinterzungenvokale ohne den beanstandeten Halsklang. Wie die Vokaltabelle S. 56 zeigt, bilden wir bei diesem Verfahren u von y, o von ø, ɔ von œ und a von æ aus.

Ein häufig vorkommender Fehler, der ebenfalls mit der Vokalartikulation in enger Beziehung steht, ist die S. 12 besprochene „*wilde Luft*". Über diese herrschen meist ganz irrige Vorstellungen. Manche sehen darin nur eine *Verschleierung der Stimme*, ohne sich darüber Rechenschaft zu geben, wodurch diese Verschleierung verursacht wird. Andere fassen die wilde Luft als *Heiserkeit* auf und schicken den Schüler zum Halsarzt; mit wie geringem Erfolg kann man sich vorstellen. Die meisten kommen der Wahrheit etwas näher mit der an sich richtigen Vorstellung, daß die wilde Luft auf einer falschen Verausgabung der Luft beruhe. Sie glauben jedoch den Fehler darauf zurückzuführen zu müssen, daß der Ton mit *zu viel Luft* gebildet wird, und versuchen infolgedessen, den Fehler durch Zurückhalten der Luft mit Hilfe der Einatmungsmuskulatur zu beseitigen (vgl. S. 20).

Alle diese Vorstellungen entstammen jedoch einer mangelhaften Kenntnis der tatsächlichen Verhältnisse; denn die wilde Luft rührt nicht von einer zu luftigen Bildung des Stimmtons her, sondern, wie S. 12 gezeigt, vom *Offenstehen der Knorpelritze*, wodurch ein Teil der Luft durch diese entweicht, ohne in Schwingungen versetzt zu werden. Der in der Lippenritze gebildete Ton enthält also nicht zu viel, sondern im Gegenteil zu wenig Luft, so daß der feste Druck der Luft gegen die Stimmlippen, den wir S. 5 als *Atemstütze* kennenlernten, nicht zustande kommen kann.

Obwohl also die wilde Luft auf einer falschen Einstellung der Stimmlippen beruht, steht sie doch, wie oben gesagt, in enger Beziehung zur Vokalartikulation. Untersucht man nämlich die Vokale auf ihre Neigung hin, überluftig zu werden, so wird man finden, daß *diese Neigung eigentümlicherweise bei den breiten Vokalen viel größer ist als bei den runden*. Hieraus ergibt sich, wie man *den überluftigen* oder, wie man ihn auch nennen könnte, *den undichten oder flüsterhaften Ton* am besten bekämpfen kann, nämlich dadurch, daß man *die breiten Vokale von den entsprechenden runden Vokalen aus bilden läßt*, also, wie die Aufstellung auf S. 56 zeigt, i von y, e von ø, æ von œ und a von ɔ aus bildet. Dabei soll der Lautwechsel nicht, wie gewöhnlich, sprunghaft vollzogen werden, sondern langsam und allmählich, und man muß darauf achten, daß der Ton seinen „dichten" Klang nicht verliert.

Auch in bezug auf die Öffnungsgrade lassen sich aus der systematischen Aufstellung der Vokale wertvolle Übungen ableiten. Es ist eine bekannte Tatsache, daß die weiten Vokale dem Schüler oft besonders große Schwierigkeiten bereiten. Der Ton hat beim starken Öffnen des Mundes die Neigung, zurückzurutschen und dazu noch seine Stütze zu verlieren. Wo diese Neigung besteht, empfiehlt es sich, *die weiten Vokale von den entsprechenden engeren aus zu bilden*, indem man, den senkrechten Reihen des Vokalsystems (S. 58) folgend, die Vokalreihen: i — e — æ — a̱, bzw. y — ø — œ — œ̱ und u — o — ɔ — ɔ̱ singen läßt. Da die dem a entsprechenden engeren Laute im Deutschen fehlen, muß das a einer der anderen Reihen angeschlossen werden, also: i — e — æ — a bzw. y — ø — œ — a oder u — o — ɔ — a.

In dieser Verbindung muß noch auf eine wichtige Eigentümlichkeit der Frauenstimmen aufmerksam gemacht werden. Die akustische Zusammensetzung der Vokalklänge führt es mit sich, daß bei den höheren Tönen — etwa über e_2, f_2 — Vokalstellung und Vokalklang nicht mehr, wie bei den tieferen Tönen, einander entsprechen. Besonders verwischt sich in der Höhe der klangliche Unterschied zwischen den weiteren und den engeren Lauten derselben Reihe. Diese Tatsache läßt ich pädagogisch verwerten. Es ist nämlich recht schwierig, in hoher Lage einen engen Vokal zu singen. Hier hilft es uns, daß bei den Frauenstimmen die engen Vokale beliebig geöffnet werden können, ohne daß sie dadurch ihren spezifischen Vokalklang verlieren. Diese Erweiterung braucht sich nicht einmal auf die nächste Stufe der Tabelle zu beschränken; sondern wir können, besonders bei ganz hohen Tönen, den Öffnungsgrad beliebig erweitern, so daß wir z. B. statt Liebe: læbə oder gar læbə, statt Glück: glœk, statt Ruh: rɔ singen, ohne daß der Text dadurch an Deutlichkeit verliert.

Diese Umbildung der Vokale bedeutet eine große Erleichterung, besonders für die *hohen* Frauenstimmen, die sich oft ganz unnötig mit dem vorschriftsmäßigen Artikulieren der engen Vokale in der Höhe abquälen. Leider ist diese Erleichterung an die absolute Tonhöhe gebunden und gilt somit nicht für die Männerstimmen. Der Lohengrin muß schon auf dem hohen a_1 sein „Ritter" singen. Eine Abänderung zu „Retter" ist hier nicht gestattet.

b) Die Konsonanten.

Schon am Anfang dieses Abschnittes (S. 64) haben wir darauf aufmerksam gemacht, daß die Konsonanten vom *musikalischen* Gesichtspunkte aus im Gesang eine nebensächlichere Rolle spielen als die Vokale. Hiermit soll jedoch keineswegs gesagt sein, daß sie beim Singen vernachlässigt werden dürfen. Im Gegenteil, auch beim Kunstgesang haben die Konsonanten eine sehr wichtige Aufgabe, nämlich den *Text* deutlich zu machen.

Die Umwandlung der naturalistischen Vokalklänge im Kunstgesang bedingt sogar eine ganz besonders sorgfältige Bildung der Konsonanten. Diese besteht zunächst in der *genauen Artikulation jedes einzelnen Konsonanten.* Es genügt jedoch nicht, die Konsonanten *phonetisch richtig zu artikulieren;* sie müssen auch vom stimmbildnerischen Gesichtspunkt aus tadellos gebildet werden, also *ohne unnötige Engebildungen oder Spannungen,* da solche sich leicht auf den Gesangston übertragen. Dazu muß die Artikulation *blitzschnell* ausgeführt werden können, so daß selbst die größten Konsonantenanhäufungen den Fluß der Stimme nicht stören. Die Aufgabe der Konsonanten im Kunstgesang kann sehr zutreffend dahin gekennzeichnet werden, daß sie den Vokalen gleichsam als *Sprungbrett* dienen sollen.

Betrachten wir jetzt die einzelnen Konsonantengruppen, so ist es für den Gesang natürlich in erster Linie von Wichtigkeit, ob ein Konsonant *stimmlos* oder *stimmhaft* ist; und zwar muß bei den *stimmhaften Konsonanten* der Stimmton genau so sorgfältig behandelt werden wie bei den Vokalen. Die sehr verbreitete Unart, die stimmhaften Konsonanten zu tief einzusetzen und ohne die richtige Stimmintensität zu bilden, muß streng gemieden werden. Dies gilt sowohl für die *Nasallaute* m, n, η wie für die *Engelaute* l, j, v, w, z, ʒ, r, ganz unabhängig davon, ob sie mit oder ohne Geräusch gebildet werden.

Besondere Schwierigkeiten bieten in dieser Hinsicht die *stimmengen Verschlußlaute* b, d, g. Diese Laute werden in Norddeutschland vor dem Silbenvokal stimmhaft gebildet (Bein, Du, geh), was auch allgemein für die deutsche Bühnensprache verlangt wird. Die Schwierigkeit entsteht hier durch den vollständigen Verschluß des Ansatzrohres, demzufolge der Ton nur durch die Wandungen desselben entweichen kann. Dadurch erhält er einen dumpfen, geblähten Klang (den sog. *Blählaut*) und kann nicht mit voller Stimme gesungen werden. Auch hat er eine starke Neigung, viel tiefer als beabsichtigt auszufallen. Um diese ungünstige Wirkung zu mildern, empfiehlt es sich, die drei Laute möglichst kurz zu bilden, so daß die Blähung kaum zu hören ist und die Stimmhaftigkeit sich hauptsächlich dadurch bemerkbar macht, daß die nachfolgende Explosion stimmhaft wird.

In Süddeutschland werden b, d, g für gewöhnlich stimmlos (phon. ƀ, đ, g) gesprochen. Die stimmhafte Aussprache fällt dem Süddeutschen außerordentlich schwer. Wo diese Schwierigkeit nicht restlos überwunden werden kann, empfiehlt es sich, jedenfalls am Silbenanfang (Bein, Du, geh) die strenge Forderung der Bühnensprache fallen zu lassen und die Laute lieber stimmlos als mit gepreßtem, unfreiem Stimmton zu bilden.

Was nun die *stimmlosen Konsonanten* betrifft, so verursachen sie insoweit gewisse Schwierigkeiten, als der Gesangston durch sie immer wieder unterbrochen wird. Die stimmbildnerische Aufgabe wird deswegen darin bestehen, dem ungünstigen Einfluß, den diese fortwährenden Unterbrechungen auf den Gesangston ausüben, entgegenzuarbeiten. Gemeinsam für alle unsere stimmlosen Konsonanten mit Ausnahme von b, d, g ist, wie die Tabellen S. 59, 60 und 62 zeigen, die *weit geöffnete Stimmritze*. Hieraus entsteht die Gefahr, daß die Luft bei diesen Lauten zu schnell entweicht, sodaß längere Strophen nicht durchgehalten werden können. Um diesem Gefahrmoment zu begegnen, muß entweder die Artikulationsenge so eng gebildet werden, daß nicht zuviel Luft ausströmt; oder die Dauer der Laute muß so verkürzt werden, daß dabei nur eine ganz kleine Luftmenge entweichen kann.

Die *stimmweiten Verschlußlaute* p, t, k bieten in dieser Hinsicht keine Schwierigkeiten, da bei ihnen das Ansatzrohr vollständig zugesperrt ist, so daß die Luft überhaupt nicht hinaus kann. Eine Schwierigkeit entsteht hier erst *nach* dem Öffnen des Verschlusses, bei der sog. *Aspiration;* denn diese ist, wie wir früher (S. 62) gesehen haben, nichts anders als ein h-Laut, und beim h stehen ja sowohl Stimmritze wie Ansatzrohr offen, sodaß der Luftstrom durch nichts aufgehalten wird. Beim Singen muß deshalb die Aspiration — also das h — möglichst kurz gebildet werden, und dasselbe gilt natürlich auch für das h, wo es als selbständiger Sprachlaut vorkommt (Hein, behalten). Wo das h zwischen zwei stimmhaften Lauten gesprochen wird (dahin, mein Herz), besteht auch die Möglichkeit, es selber stimmhaft, also nur durch eine momentane Lockerung der Stimmlippenkompression zu bilden. Das ist zwar für die Luftersparnis das günstigste, aber bei dramatischer Deklamation meistens nicht statthaft.

Ganz besonders günstig in bezug auf geringen Luftverbrauch sind *die stimmlosen* ḅ, ḍ, g; denn da die Stimmritze schon während des Mundverschlusses verengt ist, entsteht beim Öffnen des Mundverschlusses kein h, sondern der Verschluß geht direkt, mit einem Stelleinsatz, in den folgenden Stimmlaut über. Diese Laute sind deshalb stimmbildnerisch sehr günstig.

Was endlich die *stimmlosen Engelaute* (c, f, s, ʃ) betrifft, so können bei ihnen beide Hilfsmittel verwendet werden: sowohl die enge Artikulation wie die verkürzte Dauer. Eine kurze Dauer ergibt jedoch bei weiter Engebildung einen undeutlichen Text, weshalb man nur ausnahmsweise zu diesem Mittel greifen darf. Eine deutliche Textaussprache erfordert deshalb, daß diese Laute sehr eng artikuliert werden, so daß der Luftstrom beim Aussetzen der Stimmlippenstütze eine Stütze an der Artikulationsstelle finden kann (vgl. S. 23). Diese *Artikulationsstütze* ist von großer Wichtigkeit für das Textsingen; ein Außerachtlassen derselben gefährdet sowohl den Gesangston wie den Text.

Eine gewisse Schwierigkeit bietet in dieser Hinsicht das sog. *hintere ch.* Dieser Laut kann, wie wir im vorigen Abschnitt (S. 60) zeigten, an zwei verschiedenen Artikulationsstellen gebildet werden: entweder gegen die glatte Fläche des weichen Gaumens (phon. x) oder gegen die freie, hintere Kante desselben (phon. χ). Im ersten Fall kann der Laut, genau wie die übrigen stimmlosen Engelaute, ohne Schaden sehr eng gebildet werden. Dagegen ist im zweiten Fall das begleitende Schnarchgeräusch von so häßlicher Wirkung, daß eine kräftige, enge Artikulation unbedingt zu vermeiden ist. Die Artikulation muß in diesem Fall kurz und flüchtig ausgeführt werden, um das Schnarchgeräusch nach Möglichkeit abzudämpfen.

Eine besondere Beachtung verdient die *Stimmlippenfunktion bei den stimmlosen Konsonanten* (p, f, s usw.). Sie darf nämlich während der Dauer derselben unter keinen Umständen nachlassen; vielmehr müssen die Stimmlippen während der kleinen Stimmpause ihre volle Spannung und — abgesehen vom blitzschnellen Öffnen und Schließen der Stimmritze — ihre jeweilige Einstellung unverändert beibehalten. Ganz ähnliche Betrachtungen gelten für die stimmlosen Konsonanten am Anfang einer Strophe (pa, fa, sa usw.). Hier müssen die Stimmlippen schon während oder sogar schon vor der Artikulation des Konsonanten auf den folgenden Ton eingestellt werden, damit dieser in allen seinen Bestandteilen vorbereitet ist und nicht erst im Entstehungsmoment neu aufgebaut werden muß.

Zum Schluß noch einige Worte über die *Lautverbindungen au, ei, eu*, nicht weil sie beim Gesang besondere Schwierigkeiten verursachen; sondern weil sie, wie es ja auch die Schreibung angibt, allgemein als Doppelvokale aufgefaßt werden, was leicht zu einer falschen Aussprache führen kann. Diese Auffassung läßt sich jedoch heute nicht mehr aufrechterhalten. Zwar ist der Anfangslaut jeweils ein Vokal: bei au ein Zwischending zwischen a und ɔ, bei ei a und bei eu ɔ. Der Schlußlaut dagegen ist zweifellos ein Konsonant; denn er wird durch eine rein *konsonantische Verengung des Mundweges* gebildet, ohne daß die Mundräume auf eine bestimmte vokalische Resonanzform eingestellt werden. Die Verengung des Mundweges entsteht bei au durch Heben der Unterlippe gegen die Oberlippe, eine Artikulation, die wir im vorigen Abschnitt (S. 60) als die weitere Form des Unterlippen-Hautreibelautes w kennengelernt haben. In den beiden anderen Lautverbindungen besteht die Artikulation des Schlußlautes in einem Heben der Vorderzunge gegen den harten Gaumen, was wir daselbst als die weitere Form des Vorderzungen-Hautreibelautes j bezeichnet haben. Die drei Lautverbindungen sind also phonetisch aw, aj und ɔj zu schreiben. Daß die Schlußlaute einfach konsonantische Engelaute und nicht Vokale sind, ersieht man u. a. daraus, daß sie nicht, wie die Vokale, einen bestimmten Engegrad erfordern, sondern daß die Verengung

von der Art und Weise des Sprechens abhängt. So wird man sich
z. B. bei sehr schnellem Sprechen mit einer geringeren Verengung
begnügen, während man bei langsamem oder emphatischem Sprechen stärker verengen wird. Im letzten Fall findet die Verengung
auch nicht, wie beim Vokalwechsel, plötzlich und sprunghaft statt;
sondern die Artikulation geht ganz langsam und allmählich vor
sich, ohne Hervorheben eines bestimmten vokalischen Engegrades.

Beim Singen bieten diese Lautverbindungen keine weiteren
Schwierigkeiten, sobald man sich darüber klar ist, daß es sich
nicht um Doppelvokale, sondern um einfache Vokal-Konsonanten-
verbindungen handelt. Wir dürfen unter keinen Umständen auf
den Schlußlauten singen, z. B. in Schuberts „Ungeduld" „daīn"
oder „daēn (ist mein Herz") statt „dā-jn (ist mein Herz)" und
nicht „blā - - - - - ī-bən", sondern „blā- - - - -aj-bən".

Die Auffassung der Diphthongschlußlaute als Konsonanten (j
und w) darf natürlich nicht dazu verleiten, sie zu eng zu bilden.
Die hier verwendete *weite Form des j und w* darf vielmehr nur so
eng gebildet werden, daß man die Verengung gerade noch deutlich
hören kann, keineswegs aber so eng, wie bei den vorvokalischen
Formen in Wörtern wie „ja" und „Wein" in süddeutscher Aussprache.

Wenn die drei Lautverbindungen au, ei und eu in der
„Deutschen Bühnensprache" als Doppelvokale aǫ, ạẹ und ɔǿ bezeichnet werden, so bedeutet das nur, daß die Schlußlaute ungefähr den Öffnungsgrad von ǫ, ẹ und ǿ haben sollen, nicht
aber, daß bei au und eu eine vokalische Lippenrundung stattfinden soll. Eine solche Artikulation wäre unbedingt falsch.

9. Das Problem der Höhe.

Die Ausbildung der Höhe ist eine der wichtigsten Aufgaben der
Stimmbildung. Denn nicht nur der Berufssänger, insbesondere der
Opernsänger, sondern auch der Amateursänger muß über eine gut
entwickelte Höhe verfügen. Allerdings kann der Amateursänger
sich mit einer wesentlich geringeren Höhe begnügen; aber auch
für ihn gilt, daß Mittellage und Tiefe, bei mangelhafter Ausbildung
der Höhe, leicht zu dick werden, was auf die Dauer eine Gefährdung der Stimme bedeutet. Da nun die Höhe von Natur aus
oft nicht vorhanden oder in jungen Jahren verlorengegangen ist,
so muß sie in den meisten Fällen neu aufgebaut werden.

Um das Problem der Höhe recht erfassen zu können, müssen wir auf die *physiologisch-akustische Entstehung des Tons* zurückgreifen. Wie im akustischen Abschnitt (S. 4) gezeigt wurde, entsteht der Ton dadurch, daß der aus den Lungen getriebene Luftstrom die einander genäherten Stimmlippen in Schwingungen versetzt, und daß durch diese Schwingungen der ruhig fließende Luftstrom in periodische Luftstöße umgewandelt wird. Diese Luftstöße (Schallwellen) folgen sehr schnell aufeinander; und die Häufigkeit, mit der sie einander in einer Sekunde folgen, *die sog. Schwingungszahl, ergibt die jeweilige Tonhöhe*, und zwar in der Weise, daß: *je größer die Schwingungszahl, um so höher auch der Ton.*

Untersuchen wir die Faktoren, die die Tonhöhe bestimmen, so kommt uns der Umstand zu Hilfe, daß die Stimmlippenschwingungen ähnlichen Gesetzen folgen, wie die Saitenschwingungen. Das Schwingungsgesetz für diese ist uns nämlich bekannt. Es lautet, daß die Schwingungszahl bei gegebenem Material der Größe $\dfrac{\sqrt{\text{Spannung}}}{\text{Länge} \times \text{Dicke}}$ proportional ist. Für diejenigen, denen das Quadratwurzelzeichen $\sqrt{}$ nicht bekannt sein sollte, sei seine Bedeutung hier in Kürze erklärt. Es besagt, populär ausgedrückt, daß die Schwingungszahl bei weitem nicht in gleichem Verhältnis zu- und abnimmt, wie die Spannung, sondern viel langsamer, sodaß z. B. die Spannung viermal so groß werden muß, um die doppelte Schwingungszahl hervorzubringen, und daß sie um das 16 fache ansteigen muß, um die Schwingungszahl zu vervierfachen.

Betrachten wir zunächst den *Einfluß der Dimensionen* der Stimmlippen auf die Tonhöhe, so sehen wir, daß die Schwingungszahl mit der Länge und Dicke der Stimmlippen umgekehrt proportional ist. Hieraus erklärt sich unmittelbar der Höhenunterschied sowohl zwischen den *Männer-* und den *Frauenstimmen*, wie auch innerhalb jedes Geschlechtes zwischen den verschiedenen *Stimmgattungen*.

Wichtiger noch als die gegebenen Größenunterschiede ist für uns die Frage, was *wir* tun können, um die Dimensionen der Stimmlippen und damit die Tonhöhe zu ändern. Diese Frage hängt aufs engste mit der Registerfrage zusammen. Betrachten wir unsere Register von diesem Gesichtspunkte aus, so sehen wir, daß das *Vollregister* (Bruststimme) die größte Länge und Dicke der

Stimmlippen aufweist und deshalb auch die tiefsten Töne hervorbringt. Beim Übergang durch das *Mittelregister* zum *Randregister* (Kopfstimme) findet eine starke Abnahme der Dicke der Stimmlippen statt, was ein entsprechendes Ansteigen der Tonhöhe zur Folge hat. Wir haben es also hier mit einer *Tonerhöhung durch Abschlankung der Stimmlippen* zu tun. Zur Erreichung der allerhöchsten Töne der Koloratursängerin genügt diese Abschlankung jedoch noch nicht. Für diese höchsten Gesangstöne muß eine *Verkürzung der Stimmlippen* hinzukommen, was durch den Übergang in das *Kurzregister* (vgl. S. 29) bewirkt wird. Wie die phantastisch hohen Töne des *Partialregisters* durch eine noch weitergehende Verkürzung der Stimmlippen erreicht wird, haben wir bei der Besprechung der Registerfrage (S. 29 f.) gezeigt.

Betrachten wir nun im Gegensatz hierzu den anderen tonhöhenbestimmenden Faktor: die *Längsspannung der Stimmlippen*, so haben wir soeben gesehen, daß die Tonhöhe keineswegs proportional mit der Längsspannung zu- und abnimmt. Um das für das berufsmäßige Singen erforderliche Mindestmaß von zwei Oktaven in dieser Weise zu erreichen, muß die Spannung sogar auf das 16fache erhöht werden. Es dürfte demnach einleuchten, daß die Spannung als tonhöheregulierender Faktor nur innerhalb recht enger Grenzen und innerhalb dieser wieder nur mit großer Vorsicht zu verwenden ist. Der Versuch, die Höhe hauptsächlich durch Spannung zu erzielen, ist ein sehr gefährliches Unternehmen, das nur bei einer besonders kräftigen Konstitution Aussicht auf Erfolg hat und selbst dann noch auf die Dauer leicht zu einer Überanstrengung und Schädigung der Stimmlippen führen kann.

Da nun die Abschlankung der Stimmlippen durch Entspannung des inneren Stimmlippenmuskels zustande kommt, so stehen wir vor der eigentümlichen Tatsache, daß *die Höhe sich auf zwei anscheinend entgegengesetzte Weisen erreichen läßt, nämlich sowohl durch Spannung wie durch Entspannung.* Die in erster Weise erreichte Höhe ist die Höhe des „*Stimmriesen*", die in zweiter Weise erreichte die des „*Stimmkünstlers*". Die letzte erfordert keine übermäßige Kraft, aber eine feine Beherrschung der Stimmfunktionen, und nur sie sichert der Stimme Gesundheit und lange Dauer.

Aus dem eben Gesagten geht hervor, auf welche Weise sich eine gesunde, widerstandsfähige Höhe gewinnen läßt.

Sehr häufig wird der Fehler begangen, *zu früh mit der Ausbildung der Höhe anzufangen*, ehe noch die Töne der Mittellage und Tiefe genügend entspannt sind und richtig sitzen. Die falschen Spannungen übertragen sich dann leicht auf die Höhe, was um so verhängnisvoller ist, als gerade die Höhe durch übermäßiges Spannen am meisten gefährdet wird.

Ein anderer Fehler, der leider auch oft begangen wird, ist, *die hohen Töne gleich anfangs zu stark singen zu lassen.* Dadurch werden die tieferen Register hinaufgetrieben, der hohe Ton wird zu dick genommen, sodaß er nur durch überstarke Spannung erreicht werden kann. Zwar kann man dadurch bisweilen in verhältnismäßig kurzer Zeit eine kräftige Höhe erzwingen, aber nur auf Kosten der Leichtigkeit; und wir erhalten dann eine forcierte, gepreßte Tongebung, die, falls die Stimmlippen nicht sehr kräftig und widerstandsfähig sind, früher oder später zu einer Überanstrengung der Stimme führen muß. Es ist mir oft genug begegenet, daß Schüler, die in dieser Weise ausgebildet oder, sagen wir lieber, verbildet waren, nicht nur eine angestrengte und mühsame Höhe hatten, sondern sich sogar darüber beklagten, die hohen Töne verursachten ihnen direkt einen körperlichen Schmerz. Daß eine Stimme bei einer derartigen Singart mit der Zeit in die Brüche gehen muß, dürfte ohne weiteres einleuchten.

Diese verhängnisvollen Fehler lassen sich am besten dadurch vermeiden, daß man erstens mit der Ausbildung der Höhe wartet, bis Mittellage und Tiefe entspannt und einigermaßen fehlerfrei sind, dann die Höhe zunächst nur leicht und ohne Anstrengung nehmen läßt und vor allem nicht zu früh große, vollkräftige Töne vom Schüler verlangt. Es kann nicht eindringlich genug davor gewarnt werden, schon im Anfangsstadium die großen und wuchtigen hohen Töne erzielen zu wollen, die die dramatischen Bühnenfächer erfordern; sie dürfen erst das Endergebnis einer langen und sorgfältigen Ausbildung der Höhe sein.

Das übliche Verfahren, *die Höhe durch aufsteigende Tonleitern auszubilden,* muß ebenfalls mit der größten Vorsicht verwendet werden. Denn, wenn auch diese Methode bei italienischen Stimmen mit ihrer von Natur aus schlanken, leichten Tongebung ohne Schaden angewendet werden kann, so ist sie für die schwerfälligeren germanischen Stimmen sehr gefährlich. Jedenfalls muß man sehr sorgfältig darauf achten, die tieferen Register dabei nicht hinaufzutreiben, sondern bei steigender Tonhöhe den Ton immer leichter und schlanker zu nehmen.

Um die Gefahren zu vermeiden, die durch das Hinauftreiben der Register entstehen, wird es bei deutschen Stimmen meistens vorteilhafter sein, *die Höhe durch größere Tonsprünge auszubilden.* Dadurch werden die Stimmlippen gezwungen, sich auf den hohen Ton umzustellen, weil, wie wir gesehen haben, größere Tonerhöhungen durch Zunahme der Spannung nicht erreicht werden können.

Auch ein *direktes Ansetzen des hohen Tons* ist in vielen Fällen zu empfehlen. Und zwar kann man den hohen Ton entweder direkt auf dem zu singenden Vokal einsetzen oder einen geeigneten Konsonanten vorangehen lassen.

In dieser Verbindung möchte ich auf den viel verbreiteten Fehler aufmerksam machen, bei *Tonsprüngen von unten nach oben* den oberen Ton zu tief einzusetzen, um ihn erst nachträglich in die Höhe zu schieben. Dieser Fehler ist nicht nur vom musikalischen, sondern ebenso vom stimmbildnerischen Gesichtspunkte aus zu rügen. Denn er führt gewöhnlich dazu, daß der hohe Ton in der Funktion (Register oder Registermischung) des darunterliegenden Tons genommen wird. Dadurch wird der Übergang in das höhere Register erschwert und die Höhe durch ein zu starkes Spannen der Stimmlippen erzwungen. Wie verhängnisvoll diese Art die Höhe zu nehmen ist, zeigt sich durch das so oft damit verbundene Zu-tief-Singen, das auf der Weigerung der Stimmlippen beruht, die erforderliche Spannung mitzumachen. Dieses Zu-tief-Singen wird vom Musiker gewöhnlich als ein Zeichen mangelhafter Musikalität angesehen, was jedoch keineswegs der Fall zu sein braucht, denn es handelt sich dabei gewöhnlich um eine rein stimmtechnische Erscheinung, die meistens von selber verschwindet, wenn der Sänger gelernt hat, die Höhe schlanker zu nehmen.

Der Fehler, den Ton von unten hinaufzuschieben, kann oft mit Erfolg durch das entgegengesetzte Verfahren bekämpft werden, nämlich dadurch, daß man bei Tonsprüngen nach oben den hohen Ton eine Zeitlang ein wenig zu hoch ansetzt und dann von oben her möglichst unmerklich auf den richtigen Ton hinuntergleiten läßt, sodaß dieser *von oben statt von unten* genommen wird, also gewissermaßen ein *kurzer Vorschlag mit glissando-Anschluß.* Falls die Silbe, auf der der hohe Ton gesungen wird, mit einem stimmhaften Konsonanten anfängt, kann dieser für den Vorschlag benützt werden; sonst muß der Vorschlag auf dem Vokal selber erfolgen. Hat man sich eine Zeitlang dieses zu hohen Tonansatzes befleißigt, wird es späterhin meistens genügen, den Umweg über den zu hohen Ton nur noch in Gedanken auszuführen.

Außer den beiden Hauptfaktoren: Dimensionen und Spannung, die die Stimmlippen mit den Saiten gemeinsam haben, gibt es auch noch verschiedene andere Faktoren, die zwar für sich allein nicht genügen, um die für den Kunstgesang erforderliche Höhe auszubilden, die aber doch einen gewissen Einfluß auf die Höhe auszuüben vermögen. Von diesen sind in erster Linie die *Stärke des Luftstromes* und die *Kompression der Stimmlippen* zu nennen. Schon der berühmte Physiologe JOHANNES MÜLLER hat durch Experimente an Kehlkopfpräparaten nachgewiesen, daß eine *Verstärkung des Luftdrucks* den Ton „bis zu einer Quinte oder mehr *in die Höhe* treiben" kann. Andererseits habe ich durch Sprachmelodieaufnahmen nachgewiesen, daß der Ton bei *Überkompression* der Stimmlippen wiederum bis zu einer Quinte *sinken* kann. Hieraus ergibt sich die für den Sänger sehr wichtige Erkenntnis, daß die Höhe wesentlich erleichtert wird, wenn man *viel Luft gibt* und jedes übermäßige *Zusammenpressen der Stimmlippen vermeidet.*

Auch die *Gemütsstimmung* ist nicht ohne Einfluß auf die Tonhöhe. Jede ängstliche, bedrückte Stimmung — ganz besonders die Angst vor der Höhe — wirkt hemmend, während eine freie, unbeschwerte Stimmung die Höhe erleichtert; vermutlich weil unter ihrem Einfluß die Stimmlippen sich ganz unwillkürlich schlanker einstellen. Hierauf mag auch die günstige Wirkung des sog. *italienischen Lächelns* beruhen, bei dem die Oberlippe wie zum Lächeln leicht gehoben wird, während die Unterlippe völlig passiv bleibt. Man hat dabei das Gefühl, als ob der Ton durch die oberen Zähne hinausgehe.

Übrigens können auch andere Stimmungen in der erwünschten Richtung wirken. So kann z. B. das *Nachahmen des hellen, ungehemmten Weinens eines Säuglings;* ǣ—æ—ǣ— außerordentlich fördernd auf die Höhe einwirken, besonders auf die ganz hohen Töne um das hohe c herum.

10. Das Problem der Tonstärke.

Die *Ausbildung* der *Tonstärke* ist genau wie die Ausbildung der Tonhöhe ein wichtiges Problem der Stimmbildung. Denn, wenn auch der Amateursänger sich mit einem geringeren Kraftaufwand begnügen kann, muß jeder Bühnensänger, auch der Vertreter eines lyrischen Stimmfaches, über ein bühnenmäßiges forte verfügen. Besonders die Wagnerischen und nachwagnerischen Opern stellen in bezug auf Tonstärke außerordentlich hohe Forderungen an die Sänger und Sängerinnen; und oft wird es für ein Engagement entscheidend sein, ob sie über die genügende Stimmkraft verfügen, um das Orchester übertönen zu können.

Die Ausbildung eines guten forte-Tons muß deshalb auch das Ziel jeder Gesangschule sein. Aber gerade auf diesem Gebiet wird besonders viel gesündigt, und beim Bestreben, die Kraft der Stimme zu entwickeln, werden viele Stimmen verdorben. Es ist daher von großer Wichtigkeit, sich darüber klar zu werden, welche Mittel zur Verstärkung des Tons richtig und empfehlungswert, und welche unzweckmäßig und schädlich sind.

Wie wir im akustischen Abschnitt (S. 4) gesehen haben, entsteht der Stimmton dadurch, daß der aus den Lungen getriebene *Luftstrom* von den Stimmlippen *gestaut* und in *Luftstöße* umgewandelt wird. Hieraus lassen sich wichtige Rückschlüsse auf die die Tonstärke bestimmenden Faktoren gewinnen. Je stärker nämlich die Stauung unterhalb der Stimmritze ist, um so kräftiger werden die durch die Stimmritze entweichenden Luftstöße sein, und um so kräftiger wird der Ton.

Der *Staudruck der Luft unterhalb der Stimmritze* ist also in erster Linie bestimmend für die Tonstärke. Der Staudruck wiederum wird durch zwei Faktoren bedingt, nämlich durch die Kraft, mit der die Luft aus den Lungen getrieben wird: den *Lungendruck*, und durch den *Widerstand*, den die Stimmlippen dem Staudruck entgegenstellen. Diese beiden Faktoren wirken immer zusammen, und ob eine richtige Tonverstärkung eintritt, hängt in erster Linie davon ab, daß das richtige Verhältnis zwischen beiden hergestellt wird.

Wenn wir auf Grund der hier gewonnenen Erkenntnisse praktische Anweisungen für die Ausbildung eines gesunden, widerstandsfähigen forte-Tons geben wollen, so *muß zunächst davor gewarnt werden, zu früh mit der Entwickelung der Stärke anzufangen.* Denn dadurch können nicht nur vorhandene Fehler verstärkt werden, wodurch sie später schwerer zu beseitigen sind; sondern es entsteht auch die Gefahr, daß neue Fehler hinzukommen, die nicht nur die Höhe, sondern die Stimme in ihrem ganzen Umfang gefährden.

Die erste Bedingung für eine richtige Tonverstärkung ist, daß die *Knorpelritze* bei der Tongebung *geschlossen* bleibt. Ist dies nicht der Fall, so strömt die Luft durch die Knorpelritze aus, ohne in Schwingungen versetzt zu werden („wilde Luft" vgl. S. 12), und der für den forte-Ton nötige Staudruck kann nicht zustande kommen. Aus diesem Grunde dürfen unter keinen Umständen tonverstärkende Übungen vorgenommen werden, bevor der Schüler gelernt hat, die Knorpelritze bei der Tongebung geschlossen zu halten. Auch empfiehlt es sich, besonders am Anfang des Studiums, mit einem möglichst schwachen Luftstrom (BRUNS' Minimalluft) zu arbeiten und vor allem die Luft nicht mit einem Stoß hinauszutreiben; denn dadurch entsteht die Gefahr, daß die Knorpelritze sich öffnet oder offen bleibt, um den starken Luftstrom entweichen zu lassen.

Hat der Schüler aber gelernt, durch festen Verschluß der Knorpelritze den Luftstrom zu stauen, so kann eine weitere Gefahr für die Tongebung dadurch entstehen, daß die Stimmlippen, um sich gegen den starken Luftdruck zu wehren, sich zu stark verdicken, mit anderen Worten, daß der Sänger in ein zu dickes (brustiges) Register hineingerät. Wohl kann auf diese Weise schon nach kurzer Zeit eine beträchtliche Verstärkung der Stimme erreicht werden, aber, wie wir bei der Besprechung der Register (S. 37) gesehen haben, geschieht diese Entwickelung auf Kosten der Gesundheit der Stimme. Viele Stimmen gehen schon während der Ausbildung durch diese falsche Tonverstärkung zugrunde. Unsere Aufgabe muß deshalb sein, diese Gefahr unter allen Umständen zu vermeiden. Dies geschieht am besten durch eine rechtzeitige *Kräftigung der Stimmlippenränder*, die sie befähigt, dem Staudruck Widerstand zu leisten, ohne daß die Stimmlippen dadurch zu stark verdickt werden. Ob ein forte-Ton in dieser Weise oder durch übermäßige Verdickung der Stimmlippen zustande kommt, zeigt sich darin, ob er decrescendiert werden kann oder nicht. Ist dies nicht der Fall, so dürfte es ein Beweis dafür sein, daß eine falsche Verstärkung stattgefunden hat. Es ist deshalb bei der Entwickelung der Tonstärke sorgfältig darauf zu achten, daß auch der kräftigste fortissimo-Ton die Verbindung mit dem piano nicht verliert. Um dies zu erreichen, empfiehlt es sich, den forte-Ton nicht gleich von

Anfang an mit voller Kraft und in der gewünschten Registermischung hinauszuschmettern, sondern ihn piano und in einem schlankeren Register einsetzen zu lassen, um ihn dann gleich nach dem Einsetzen zu verstärken: den *piano-* oder *Randregistereinsatz*. In diesem Sinne ist also *jeder forte-Ton als ein verstärkter piano-Ton* aufzufassen und zu bilden.

Der schlanke, freie, nicht forcierte forte-Ton läßt sich gewöhnlich am besten durch eine *allmähliche Verstärkung des Luftstromes*, ohne bewußte Änderung der Stimmlippenfunktion, erreichen. Wenn nur die Knorpelritze dabei fest geschlossen bleibt, werden die Stimmlippen zumeist selber die Aufgabe übernehmen, dem Luftstrom den nötigen Widerstand entgegenzusetzen, indem sie sich bei zunehmendem Luftdruck immer fester aneinander pressen. Ein bewußtes, aktives Zzusammendrücken (Kompression) der Stimmlippen ist meistens nicht notwendig, ja sogar eher gefährlich, weil die freie Schwingungsfähigkeit der Stimmlippen dadurch leicht beeinträchtigt wird.

Die Stärke des Stimmtons wird nun nicht allein durch die im Kehlkopf stattfindende Wechselwirkung zwischen Luftdruck und Stimmlippenwiderstand bestimmt. Auch die *Resonanz* spielt dabei eine nicht zu unterschätzende Rolle. Wie die Stimme in einem Raum mit schlechter Resonanz kraftlos klingt und nicht trägt, kann sie auch nie zu voller dynamischer Entfaltung gelangen, wenn die inneren Resonanzräume — sei es von Natur aus oder durch schlechte Gewöhnung — zu eng sind. Dies ist beim Kulturmenschen leider die Regel; und so wird es in den meisten Fällen eine wichtige Aufgabe der Stimmbildung sein, die Resonanzräume, insbesondere die „Röhre", in ihrer gesamten Ausdehnung vom Nasenrachenraum bis tief in die Brust hinunter, möglichst zu erweitern.

An dieser *Resonanzerweiterung* muß während des ganzen Studiums unentwegt gearbeitet werden, und zwar in erster Linie am *Tiefstellen des Kehlkopfes*. Allerdings darf (wie S. 47 gezeigt) die Zunge dabei nicht mit zurückgezogen werden, damit sie nicht mit der hinteren Rachenwand eine störende Verengung bildet. Vielmehr *muß die Zungenwurzel um so energischer nach vorne geschoben werden, je tiefer der Kehlkopfstand ist*.

Ein wichtiges tonverstärkendes Hilfsmittel ist fernerhin die *Lockerung*. Nichts beeinträchtigt die Schlagkraft der Stimme so sehr

wie Steifigkeiten und Verspannungen, gleichgültig an welcher
Stelle des Singinstrumentes sie auch stattfinden mögen. Es ist
verblüffend, wie durch Lösung von Steifigkeit durch *Schütteln,
elastisches Federn, Entspannen* oder andere Hilfsmittel die Stimme
an Kraft und Volumen zunehmen kann, ohne daß dabei anscheinend mehr Muskelkraft verausgabt wird. Der Erfolg dürfte hauptsächlich darauf beruhen, daß die die natürliche Stimmkraft be-
einträchtigenden Hemmungen dabei beseitigt werden.

Es ist eine bekannte Tatsache, daß *Singübungen* und besonders
das *lange Anhalten kräftiger Gesangstöne* leicht zu Versteifungen und
Verspannungen des Singinstrumentes führen. Es dürfte deshalb
für gewöhnlich vorteilhaft sein, die Stimmkraft weniger durch
Singübungen als durch eine natürliche Stimmfunktion, wie freies,
lautes Rufen oder desgleichen zu entwickeln. Vor allem darf man
anfangs nicht stark singen wollen, sondern man muß sich darauf
beschränken, den ,,*Schall zu suchen*'' und sich im übrigen mit dem
Stärkegrad begnügen, der sich bei freier, freudiger Tongebung ganz
von selber einstellt.

Ich möchte damit schließen, die Hauptregeln für die Kraft-
entwicklung in einen kurzen Denkspruch zusammenzufassen, den
der Schüler sich leicht merken kann. Er lautet:

Kraft durch Freude,
Luft und Weite!